Kocouvi Koffi

**Echostructure du pancréas d'un diabétique et/ou hypertendu ou non**

Kocouvi Koffi

# Echostructure du pancréas d'un diabétique et/ou hypertendu ou non

**Éditions universitaires européennes**

**Impressum / Mentions légales**
Bibliografische Information der Deutschen Nationalbibliothek: Die Deutsche Nationalbibliothek verzeichnet diese Publikation in der Deutschen Nationalbibliografie; detaillierte bibliografische Daten sind im Internet über http://dnb.d-nb.de abrufbar.
Alle in diesem Buch genannten Marken und Produktnamen unterliegen warenzeichen-, marken- oder patentrechtlichem Schutz bzw. sind Warenzeichen oder eingetragene Warenzeichen der jeweiligen Inhaber. Die Wiedergabe von Marken, Produktnamen, Gebrauchsnamen, Handelsnamen, Warenbezeichnungen u.s.w. in diesem Werk berechtigt auch ohne besondere Kennzeichnung nicht zu der Annahme, dass solche Namen im Sinne der Warenzeichen- und Markenschutzgesetzgebung als frei zu betrachten wären und daher von jedermann benutzt werden dürften.

Information bibliographique publiée par la Deutsche Nationalbibliothek: La Deutsche Nationalbibliothek inscrit cette publication à la Deutsche Nationalbibliografie; des données bibliographiques détaillées sont disponibles sur internet à l'adresse http://dnb.d-nb.de.
Toutes marques et noms de produits mentionnés dans ce livre demeurent sous la protection des marques, des marques déposées et des brevets, et sont des marques ou des marques déposées de leurs détenteurs respectifs. L'utilisation des marques, noms de produits, noms communs, noms commerciaux, descriptions de produits, etc, même sans qu'ils soient mentionnés de façon particulière dans ce livre ne signifie en aucune façon que ces noms peuvent être utilisés sans restriction à l'égard de la législation pour la protection des marques et des marques déposées et pourraient donc être utilisés par quiconque.

Coverbild / Photo de couverture: www.ingimage.com

Verlag / Editeur:
Éditions universitaires européennes
ist ein Imprint der / est une marque déposée de
OmniScriptum GmbH & Co. KG
Heinrich-Böcking-Str. 6-8, 66121 Saarbrücken, Deutschland / Allemagne
Email: info@editions-ue.com

Herstellung: siehe letzte Seite /
Impression: voir la dernière page
**ISBN: 978-3-8416-6311-5**

Copyright / Droit d'auteur © 2015 OmniScriptum GmbH & Co. KG
Alle Rechte vorbehalten. / Tous droits réservés. Saarbrücken 2015

# TABLES DES MATIERES

TABLES DES MATIERES .................................................................................................. I
REMERCIEMENTS ....................................................................................................... IV
LISTE DES FIGURES .................................................................................................... VI
LISTE DES TABLEAUX ................................................................................................ VII
RESUME ....................................................................................................................... IX
ABSTACT ...................................................................................................................... XI
INTRODUCTION ............................................................................................................. 1
CHAPITRE I : GENERALITES ........................................................................................ 3
   1.1. ANATOMIE DU PANCREAS .................................................................................. 4
      1.1.1. Qu'est-ce que le pancréas ? ............................................................................ 4
      1.1.2. Organogénèse du pancréas ............................................................................. 4
      1.1.3. Situation, direction et moyens de fixité du pancréas ....................................... 4
      1.1.4. Forme, aspect et cohésion ............................................................................... 5
      1.1.5. Mesures ............................................................................................................ 5
      1.1.6. Rapports ........................................................................................................... 5
   1.2. VAISSEAUX ET NERFS DU PANCREAS ............................................................. 7
      1.2.1. Artères .............................................................................................................. 7
      1.2.2. Veines ............................................................................................................... 8
      1.2.3. Lymphatiques ................................................................................................... 8
      1.2.4. Nerfs .................................................................................................................. 9
   1.3 STRUCTURE ET FONCTIONNENT ....................................................................... 9
   1.4. ECHOGRAPHIE DU PANCREAS ......................................................................... 10
      1.4.1. Technique ....................................................................................................... 10
      1.4.2. Pancréas normal à l'échographie ................................................................... 11
      1.4.3. Aspect du pancréas en cas d'obésité ou du syndrome métabolique ............. 13
   1.5. GENERALITES SUR LE SYNDROME ................................................................. 13
      1.5.1. Définition du syndrome métabolique .............................................................. 13
      1.5.2. Epidémiologie du syndrome métabolique ...................................................... 14
      1.5.3. Physiopathologie du syndrome métabolique ................................................. 15
   1.6. IMPLICATION DES DIFFERENTS FACTEURS DE RISQUES DANS LE SYNDROME METABOLIQUE ............................................................................................. 18
      1.6.1. Obésité abdominale et conséquences inflammatoires .................................. 18

| | | |
|---|---|---|
| 1.6.2. | Résistance à l'insuline | 19 |
| 1.6.3. | Intolérance au glucose | 20 |
| 1.6.4. | Dyslipidémie | 21 |
| 1.6.5. | Hypertension | 22 |
| 1.7. | CONSEQUENCES SUR LES MALADIES CARDIOVASCULAIRES | 23 |

**CHAPITRE II : CADRE, MATERIEL ET METHODE D'ETUDE ................ 24**

| | | |
|---|---|---|
| 2.1.1. | Cadre géographique et données démographiques | 25 |
| 2.1.2. | Cadre Sanitaire | 25 |
| 2.2. | MATERIEL D'ETUDE | 26 |
| 2.2.1. | Matériel humain | 26 |
| 2.2.2. | Echographe | 26 |
| 2.2.3. | Instruments de mesures anthropométriques et de mesure des constantes | 26 |
| 2.3. | METHODES D'ETUDE | 27 |
| 2.3.1. | Population | 27 |
| 2.3.2. | Echantillonnage | 28 |
| 2.3.3. | Déroulement de l'enquête | 29 |
| 2.3.4. | Collecte des données | 29 |
| 2.3.6. | Considérations éthiques | 34 |
| 2.3.7. | Difficultés rencontrées | 35 |
| 3.1. | CARACTERISTIQUES GENERALES DE L'ECHANTILLON | 37 |
| 3.1.1. | Sexe | 37 |
| 3.1.2. | Âge | 37 |
| 3.1.3. | Résidence | 38 |
| 3.1.4. | Activités socio-professionnelles | 38 |
| 3.1.5. | Niveau d'instruction | 39 |
| 3.1.6. | Etat matrimonial | 39 |
| 3.2. | PREVALENCE DU SYNDROME METABOLIQUE | 40 |
| 3.2.1. | Le syndrome métabolique | 40 |
| 3.2.2. | Les groupes d'IMC | 40 |
| 3.2.3. | Prévalence du syndrome dans les tranches d'âge | 41 |
| 3.2.4. | Prévalence du syndrome selon le sexe | 42 |
| 3.2.5. | Prévalence du syndrome selon le niveau d'instruction | 42 |
| 3.2.6. | Prévalence du syndrome selon l'activité socio-professionnelle. | 43 |
| 3.3. | MODIFICATIONS PANCREATIQUES SUIVANT LE NIVEAU DE GRAISSE CORPORELLE | 43 |

3.4. MODIFICATIONS ECHOGRAPHIQUES DU PANCREAS SUIVANT L'IMC .................... 44

   3.4.1. Relation entre IMC et biométrie du pancréas .................................................................. 44

   3.4.2. Relation entre l'IMC et aspect échographique du pancréas ............................................ 45

3.5. MODIFICATIONS PANCREATIQUES EN RELATION AVEC LES DONNEES BIOLOGIQUES (GLYCEMIE, PRESSION ARTERIELLE) ET NUTRITIONNELLES. .................. 45

   3.5.1. Prévalence du pancréas hyperéchogène selon la glycémie ........................................... 45

   3.5.2. Prévalence du pancréas hyperéchogène et tension artérielle ........................................ 46

   3.5.3. Fréquence de consommation des aliments et prévalence de la stéatose pancréatique ................................................................................................................................ 47

**CHAPITRE IV : DISCUSSION** ............................................................................................... 54

4.1. ...................... CARACTERISTIQUES GENERALES DES PATIENTS ENQUETES ............................................................................................................................................... 55

   4.1.1. Sexe ................................................................................................................................ 55

   4.1.2. Age .................................................................................................................................. 55

   4.1.3. Activité socio-professionnelle ......................................................................................... 55

4.4. MODIFICATIONS ECHOGRAPHIQUES DU PANCREAS SUIVANT L'IMC .................... 57

4.5. MODIFICATIONS PANCREATIQUES EN RELATION AVEC LES DONNEES BIOLOGIQUES (GLYCEMIE, PRESSION ARTERIELLE) ET NUTRITIONNELLES. .................. 58

   4.5.1. Prévalence du pancréas hyperéchogène selon la glycémie ........................................... 58

   4.5.2. Prévalence du pancréas hyperéchogène selon la tension artérielle .............................. 59

   4.5.3. Fréquence de consommation des aliments et prévalence du pancréas hyperéchogène ............................................................................................................................ 59

**CONCLUSION** ............................................................................................................... 63

**REFERENCES** ................................................................................................................ 66

**ANNEXES** ...................................................................................................................... 77

## REMERCIEMENTS

**Nos Sincères Remerciements,**

** **A notre Maître et Co-Directeur de mémoire Dr Servais GANDJI**, Maître Assistant des Universités du CAMES, Enseignement chercheur à l'EPAC/UAC. Nous sommes profondément sensibles à l'honneur de vous avoir comme directeur de mémoire. Vos critiques constructives, vos conseils pertinents et votre rigueur intellectuelle ont été nécessaires à l'aboutissement de ce travail.

** **A notre Maître et Directeur de Mémoire Dr ACAKPO Alfred**, Assistant Hospitalo-Universitaire, Médecin-Nutritionniste. Nous sommes très sensibles à l'honneur que vous nous faites en acceptant de participer à ce travail. Puisse ce travail vous satisfaire et témoigner de notre reconnaissance.

** A Monsieur **Oscar DAKOSSI**, pour votre aide capitale dans l'acquisition des données échographiques et pour tous vos précieux conseils.

** **A Monsieur Remy HOUNGUEVOU**, Statisticien en service à l'Institut National de la Statistique et de l'Analyse Economique. Merci de votre aide efficace et vos mots d'encouragements.

** **Tous ceux qui,** d'une certaine manière, ont contribué à la réalisation de ce mémoire. Puisse le Seigneur les bénir et les combler abondamment de ses bienfaits.

# LISTE DES ABREVIATIONS

| | |
|---|---|
| AGL | : Acide gras libre |
| CRP: | : Protéine C réactive |
| DAG | : Diacylglycérol |
| EC : | : Esters de cholestérol |
| FID | : Fédération internationale du diabète |
| GLUT : | « Glucose transporter » (transporteur de glucose) |
| HDL-C | : High density lipoprotein cholesterol |
| IL | : Interleukine |
| IMC | : Indice de masse corporel |
| IRS | : « Insulin receptor substrate » |
| LDL-C | : Low density lipoprotein cholesterol |
| $NADH,H^+/NAD^+$ | : Nicotinamide adénine dinucléotide réduit/oxydé |
| NCEP-ATP III | : National cholesterol education Program –Adult Treatment Panel III |
| NO | : Monoxyde d'azote |
| PAI-I | : « Plasminogen activator inhibitor-I » |
| PA | : Pression artérielle |
| PKC | : Protéine kinase C |
| SM | : Syndrome métabolique |
| VBP | : Veine biliaire porte |
| TAD | : Tension artérielle diastolique |
| TAS | : Tension artérielle systolique |
| TG | : Triglycérides |
| TNF-α | : « Tumor necrosis factor-α » |

## LISTE DES FIGURES

| | | |
|---|---|---|
| Figure 1: | Rapports anatomiques avec le pancréas .............. | 7 |
| Figure 2: | vascularisation du pancréas ........................... | 9 |
| Figure 3: | Pancréas normal en coupe transversale .............. | 12 |
| Figure 4 | Pancréas normal en coupe sagittale..................... | 12 |
| Figure 5 | Syndrome métabolique ...................................... | 17 |
| Figure 6: | Résistance à l'insuline au diabète de type-2......... | 21 |
| Figure 7 | Rôle des AGL circulants dans les différentes composantes du syndrome métabolique................ | 22 |
| Figure 8: | Mesures du pancréas normal .............................. | 31 |
| Figure 9: | Mesures du pancréas hyperéchogène .................. | 31 |
| Figure 10: | Répartition de l'échantillon étudié selon le sexe...... | 37 |
| Figure 11: | Répartition de l'échantillon étudié selon la résidence.. | 38 |
| Figure 12: | Répartition de l'échantillon étudié selon le statut matrimonial............................................................ | 39 |
| Figure 13: | Répartition des patients selon le syndrome métabolique......................................................... | 40 |
| Figure 14: | Répartition des patients selon les groupes d'IMC...... | 40 |

# LISTE DES TABLEAUX

| | | |
|---|---|---|
| Tableau I: | Répartition de l'échantillon étudié selon les groupes d'âge……………………………………… | 37 |
| Tableau II: | Répartition de l'échantillon selon les activités socio-professionnelles………………………………… | 38 |
| Tableau III: | Répartition de l'échantillon étudié selon le niveau d'instruction …………………………………… | 39 |
| Tableau IV: | Répartition du syndrome métabolique en fonction de groupe d'IMC ……………………………… | 41 |
| Tableau V: | Répartition du syndrome métabolique en fonction de groupe d'âge ………………………… | 41 |
| Tableau VI: | Répartition du syndrome métabolique en fonction du sexe ………………………………………… | 42 |
| Tableau VII: | Répartition du syndrome métabolique en fonction le niveau d'instruction ……………………………… | 42 |
| Tableau VIII: | Répartition du syndrome métabolique en fonction de l'activité socioprofessionnelle ……………… | 43 |
| Tableau IX: | Répartition du syndrome métabolique selon l'obésité androïde ………………………………….. | 43 |
| Tableau X: | Répartition du syndrome métabolique selon l'obésité gynoïde ……………………………… | 44 |
| Tableau XI: | Répartition des patients selon la taille de la queue du pancréas en fonction des groupes d'IMC …….. | 44 |
| Tableau XII: | Répartition des patients selon l'échostructure du pancréas en fonction des groupes d'IMC ………… | 45 |
| Tableau XIII: | Répartition des patients selon l'échostructure du pancréas en fonction de la glycémie ……………… | 45 |
| Tableau XIV : | Répartition des patients selon l'échostructure du pancréas en fonction de la PA …………………… | 46 |

| | | |
|---|---|---|
| Tableau XV: | Répartition des patients selon l'échostructure du pancréas en fonction de la fréquence de consommation de la pâte et bouillie de maïs .................................................... | 47 |
| Tableau XVI: | Répartition des patients selon l'échostructure du pancréas en fonction de la fréquence de consommation des huiles et des tubercules ........... | 48 |
| Tableau XVII: | Répartition des patients selon l'échostructure du pancréas en fonction de la fréquence de consommation des boites de conserve ................ | 49 |
| Tableau XVIII: | Répartition des patients selon l'échostructure du pancréas en fonction de la fréquence de consommation des produits laitiers et de la sucrerie | 50 |
| Tableau XIX: | Répartition des patients selon l'échostructure du pancréas en fonction de la fréquence de consommation des légumes et fruits........................ | 51 |
| Tableau XX: | Répartition des patients souffrant du pancréas hyperéchogène selon leur fréquence de consommation d'infusion et de la confiserie.......... | 52 |
| Tableau XXI: | Tableau récapitulatif des comparaisons................... | 53 |

# RESUME

**Introduction**

Souvent moins exploré, le pancréas est pourtant hyperéchogène chez la plupart des personnes présentant le syndrome métabolique

**But :**

Le but de l'étude est de contribuer à l'amélioration de la prise en charge du syndrome métabolique par la description de la structure échographique du pancréas en relation avec l'état nutritionnel du Béninois adulte souffrant ou non du syndrome métabolique.

**Matériel et méthodes :**

A partir d'une étude épidémiologique descriptive prospective transversale, l'échostructure du pancréas a été appréciée par une différence de contraste entre le pancréas et le cortex rénal de 100 adultes Béninois âgés de 25 ans et plus à Cotonou grâce à un échographe. Le mode alimentaire a été exploré grâce à la fréquence de consommation des aliments, le poids apprécié par un pèse personne, la taille par une toise, les tours de taille et de hanche à l'aide d'un ruban anthropométrique.

**Résultats :**

La prévalence du syndrome métabolique dans la population d'étude est de 14% ; 22,4% des obèses androïdes et 2,4% des obèses gynoïdes souffrent du syndrome métabolique. Le pancréas hyperéchogène est retrouvé chez 40,5% des personnes en surpoids et chez 50,0 % des personnes obèses. Au sein des diabétiques 62,5% et au sein des hypertendus 83,3% ont un pancréas hyperéchogène : expression de la stéatose pancréatique. Aussi, les personnes qui consomment de la bouillie de maïs plus de 3 fois par jour ont 1,8 fois plus de chance d'avoir un pancréas hyperéchogène.

**Conclusion :**

Les personnes à pancréas hyperéchogène sont plus nombreuses au sein des personnes ayant le syndrome métabolique. L'Indice de Masse Corporel (IMC) élevé, le diabète, l'hypertension et la fréquence de consommation de la bouillie de maïs plus de trois fois par jour semblent exposer davantage à un pancréas hyperéchogène.

**Mots-clés** : pancréas hyperéchogène, syndrome métabolique, obésité

# ABSTACT

**Introduction**

Often less explored, yet the pancreas is hyperechoic in most individuals with the metabolic syndrome

**Purpose**:

The purpose of this study is to contribute to improving the management of metabolic syndrome by ultrasound description of the structure of the pancreas in relation to the nutritional status of Beninese adults with metabolic syndrome or not.

**Materials and Methods**:

From a prospective cross-sectional descriptive epidemiological study, the echogenicity of the pancreas was assessed by a difference in contrast between the pancreas and renal cortex of Benin 100 adults aged 25 and over in Cotonou with a ultrasound. Dietary habits was explored with the frequency of food consumption, weight scales, appreciated by the waist with a measuring rod, the waist and hip with anthropometric tape.

**Results**:

The prevalence of metabolic syndrome in the study population was 14%, 22.4% obese and 2.4% of android gynoid obese suffer from metabolic syndrome. Hyperechoic pancreas was found in 40.5% of overweight and 50.0% among obese people. In 62.5% of diabetics and in 83.3% of hypertensive hyperechoic pancreas: expression of pancreatic steatosis. Also, people who eat mush more than 3 times per day were 1.8 times more likely to have an echogenic pancreas.

**Conclusion**:

The people are more echogenic pancreas in people with metabolic syndrome. The Body Mass Index (BMI), diabetes, hypertension and frequency of consumption of mush more than three times per day seem to expose more hyperechoic pancreas.

**Keywords**: pancreatic echogenicity, metabolic syndrome, obesity

# INTRODUCTION

Le «syndrome métabolique» désigne un ensemble d'anomalies métaboliques et de facteurs de risque vasculaires associés les uns aux autres chez de très nombreux sujets [1]. L'association de ces différentes anomalies notamment l'intolérance au glucose ou diabète de type 2, obésité viscérale, élévation tensionnelle, et anomalies lipidiques des HDL et LDL cholestérol expose au risque de développer un diabète de type 2 et augmente le risque d'accident cardio vasculaire [1].

La principale cause du syndrome métabolique en est la résistance à l'insuline ou insulino-résistance [64]. L'insuline est une hormone produite par le pancréas. Elle permet aux cellules de s'ouvrir pour absorber le sucre, contribuant à sa régulation. Si les cellules deviennent insulino-résistantes, elles n'absorbent pas convenablement le sucre. Le sucre se retrouve alors en trop grande quantité dans le sang et par contre, il en manque dans les cellules. Pour y remédier et maintenir un taux de sucre correct dans le sang, le pancréas doit produire toujours plus d'insuline. Epuisé, le pancréas n'arrive plus à compenser les sollicitations en insuline et le taux de sucre dans le sang devient trop élevé (hyperglycémie). C'est donc le diabète [64].

Quand le syndrome métabolique commence par s'installer, quel est l'état structural du pancréas ? Quelle est la structure échographique du pancréas dans les différents états nutritionnels rapportés par l'enquête de Houinato et al. (2008) [62] qui caractérisent la population Béninoise ? C'est la raison de l'étude échographique du pancréas dans le syndrome métabolique.

L'expertise dans l'établissement de la structure pancréatique pourrait peut-être contribuer à l'amélioration du modèle de prise en charge de ce syndrome. Ses résultats aideront à considérer l'état du pancréas tant dans le protocole de prise en charge et dans celui du suivi des complications du syndrome. Les objectifs de cette étude sont de deux ordres :

## Objectif général

Contribuer à l'amélioration de la prise en charge du syndrome métabolique par la description de la structure échographique du pancréas en relation avec l'état nutritionnel du Béninois adulte souffrant ou non du syndrome métabolique.

## Objectifs spécifiques

- Déterminer la prévalence du syndrome métabolique chez le Béninois adulte.
- Décrire la relation d'association entre l'IMC et les modifications échographiques du pancréas du Béninois adulte.
- Décrire les modifications pancréatiques en relation avec les données biologiques (glycémie, pression artérielle) et nutritionnelles.

Après avoir présenté les généralités, le cadre, le matériel et les méthodes d'étude, les résultats et la discussion seront exposés avant de conclure et de formuler les suggestions.

# CHAPITRE I
# GENERALITES

## 1.1. ANATOMIE DU PANCREAS

### 1.1.1. Qu'est-ce que le pancréas ?

Le pancréas est une volumineuse glande impaire annexe du tube digestif. Il est solidaire du duodénum. C'est une glande exocrine dont la sécrétion est riche en enzymes digestives et une glande endocrine assurant principalement la régulation de la glycémie [26].

### 1.1.2. Organogénèse du pancréas

Le pancréas dérive de deux bourgeons issus de l'épithélium entoblastique de la partie caudale du préentéron. Les îlots pancréatiques se développent à partir des cellules entoblastiques. Leur sécrétion d'insuline commence vers la vingtième semaine. Le tissu conjonctif pancréatique dérive du mésenchyme splanchnique.

Ces deux bourgeons ventral et dorsal, pourvus chacun d'un conduit, s'accolent à la suite d'une rotation du bourgeon ventral qui rejoint le bourgeon dorsal ; les conduits pancréatiques ventral et dorsal fusionnent [26].

### 1.1.3. Situation, direction et moyens de fixité du pancréas

Il est profondément situé dans la région épigastrique, en avant des vertèbres lombaires L1 et L2, entre le duodénum et la rate, en arrière de l'estomac.

Presque horizontal, il se dirige légèrement en haut et à gauche, s'incurvant contre la saillie de la colonne lombaire.

Le pancréas est solidaire du duodénum dans lequel il est enclavé. Il est fixé à la paroi dorsale par le mésoduodénum rétropancréatique. La queue est la seule partie qui peut être mobile [26].

### 1.1.4. Forme, aspect et cohésion

Allongé transversalement et étalé, il présente : une tête volumineuse, un corps et une queue. De la partie inféro-gauche de la tête se détache le processus unciné qui délimite avec le reste de la tête, l'incisure pancréatique. Il est blanc rosé, de consistance et d'aspect granuleux. Le pancréas se déchire facilement [26].

### 1.1.5. Mesures

Sa longueur est d'environ 15 cm. Sa plus grande largeur est de 7 cm au niveau de la tête, et 2 à 3 cm au niveau du corps. Son épaisseur est 2 cm. Son poids est d'environ 80 gr [26].

### 1.1.6. Rapports

Le pancréas est un organe rétropéritonéal. La tête du pancréas est solidaire du duodénum qui la cerne, elle est aplatie avec deux faces, antérieure et postérieure.

La face antérieure est recouverte du péritoine, sauf au niveau de l'insertion du mésocôlon transverse qui la croise. La partie supra-mésocolique répond au récessus inférieur de la bourse omentale. La partie infra-mésocolique répond aux anses jéjunales. Les vaisseaux mésentériques supérieurs surcroisent le processus inciné [26].

- la face postérieure est en rapport avec :

- les artères pancréatico-duodénales postérieures et le conduit cholédoque ;
- et les vaisseaux rénaux droits, la veine cave inférieure et l'aorte.

Le corps du pancréas est prismatique triangulaire à la coupe, il présente trois faces, antérieure, postérieure et inférieure, et trois bords supérieur, antérieur et inférieur. Il est supra-méso-colique ;

- la face antérieure est légèrement convexe en avant, elle est recouverte du péritoine et séparée de la face postérieure de l'estomac par la bourse omentale ;
- la face postérieure est accolée à la paroi dorsale par le méso-duodénum, et est en contact avec :
  - l'aorte et l'origine de l'artère mésentérique supérieure ;
  - le pilier gauche du diaphragme ;
  - la veine splénique.

Elle est séparée de la surrénale, du rein gauche et ses vaisseaux par la graisse pararénale.

La face inférieure sur le mésocôlon transverse qui la sépare de l'angle duodéno-jéjunal et des anses jéjunales.

- le bord supérieur est marqué par le tubercule omental qui saille dans la bourse omentale. il répond au tronc cœliaque. il est longé à droite par l'artère hépatique commune et à gauche par l'artère splénique.
- le bord antérieur répond à la séparation des deux feuillets du mésocôlon transverse.
- Le bord inférieur à l'artère mésentérique inférieure.

La queue du pancréas est étroite et aplatie, elle est continue dans le ligament spléno-rénal. Elle répond à la surface gastrique de la rate.

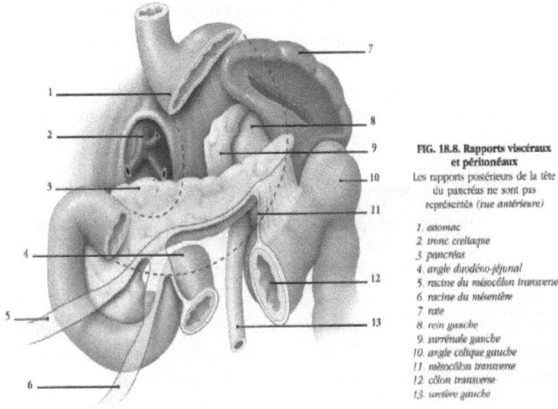

Figure 1 :   Rapports anatomiques avec le pancréas [26]

## 1.2.  VAISSEAUX ET NERFS DU PANCREAS

### 1.2.1.  Artères

Les Artères comprennent deux sources principales

- le tronc cœliaque, par l'artère gastroduodénale et par l'artère splénique ;
- et l'artère mésentérique supérieure.

Il existe deux arcades pancréatico-duodénales :
- l'arcade pancréatico-duodénale supérieure, constituée par l'anastomose entre l'artère duodéno-pancréatique supérieure et postérieure (gastro-duodénale) avec la branche supérieure de la pancréatico-duodénale inférieure (mésentérique supérieure) ;
- l'arcade pancréatico-duodénale inférieure, constituée par l'anastomose entre l'artère pancréatico-duodénale supérieure et antérieure (artère gastro-duodénale) avec la branche inférieure de l'artère pancréatico-duodénale inférieure (artère mésentérique supérieure).

L'artère splénique donne deux ordres de branches pour le pancréas :
- des rameaux descendants verticaux pour le corps et la queue du pancréas ;
- l'artère pancréatique dorsale qui se subdivise entre le pancréas droit richement vascularisé et le pancréas gauche moins bien vascularisé [61].

### 1.2.2. Veines

Les veines suivent en général le trajet des rameaux artériels. Tout le sang veineux du pancréas est déversé dans la veine porte, par les veines splénique, mésentérique supérieure et pancréatico-duodénale supérieure. Cette dernière répond au territoire de l'artère pancréatico-duodénale droite supérieure et s'abouche au tronc porte tandis que la veine pancréaticoduodénale inférieure droite se jette dans la gastro-épiploïque droite et par son intermédiaire dans la grande veine mésentérique [61].

### 1.2.3. Lymphatiques

Les vaisseaux lymphatiques du pancréas aboutissent aux ganglions de la chaîne splénique, aux ganglions retro-pyloriques, sous pyloriques, duodéno pancréatiques antérieurs et postérieurs de la chaîne hépatique, aux ganglions supérieurs de la chaîne mésentérique supérieure, enfin aux ganglions juxta aortiques, parfois même aux ganglions du méso-colon transverse [61].

### 1.2.4. Nerfs

Les nerfs viennent du plexus solaire par l'intermédiaire des plexus secondaires qui suivent les artères du pancréas [61].

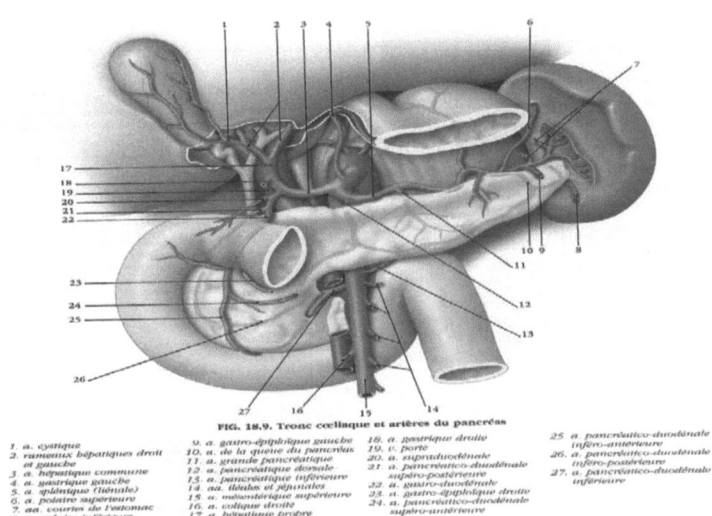

Figure 2 : **Vascularisation du pancréas** [26]

## 1.3 STRUCTURE ET FONCTIONNENT

Le parenchyme est constitué de l'association de deux tissus glandulaires, exocrine et endocrine. Le pancréas exocrine est constitué par les acinis, il secrète un liquide alcalin et des enzymes digestives. Chaque acinus, drainé par un ductule pancréatique, est formé essentiellement d'exocrinocytes et d'épithéliocytes centroacineux. Le pancréas endocrine est formé par des îlots pancréatiques (de Langerhans), plus nombreux dans le corps et la queue. Chaque îlot pancréatique est constitué d'endocrinocytes s'ordonnant autour des capillaires fenestrés. Les endocrinocytes alpha (glucagonocytes) produisent le glucagon, hormone hyperglycémiante. Les endocrinocytes bêta (insulinocytes), sécrètent l'insuline, hormone hypoglycémiante. Les endocrinocytes delta produisent la somatostatine, hormone inhibitrice de nombreuses hormones [26].

Le conduit pancréatique présente un trajet sinueux et draine les conduits interlobulaires. Il draine le processus unciné par un conduit propre. Le conduit pancréatique fusionne avec le canal cholédoque au niveau de l'ampoule hépato-pancréatique. Il présente avant son abouchement un sphincter propre : l'ampoule hépato-pancréatique s'abouche dans la partie descendante du duodénum. Le conduit pancréatique accessoire, plus superficiel que le conduit pancréatique il s'ouvre au niveau de la papille mineure située au-dessus de la papille majeure. Il peut être isolé ou anastomosé avec le conduit pancréatique. Il peut être postérieur au conduit pancréatique, ou être absent [26].

## 1.4. ECHOGRAPHIE DU PANCREAS.

### 1.4.1. Technique

Le pancréas peut être exploré avec un échographe standard. Les sondes utilisables sont les sondes abdominales habituelles : 2,5, 3,5, 5MHz. En effet, malgré sa réputation d'organe profond, le pancréas peut se situé très près du plan cutané superficiel, en fonction du morphotype et de l'adiposité des patients. Les plans de coupes sont transversaux, obliques récurrents vers le haut et la gauche, sagittaux, frontaux au niveau de l'hypochondre gauche pour visualiser la queue. On a toujours intérêt pour une bonne étude de la glande à diminuer les gains antérieurs et à focaliser à son niveau [27].
L'examen échographique du pancréas ne nécessite pas de préparation particulière. Toutefois sa bonne visualisation dépend de l'interposition de structures digestives. De ce fait, le jeûne est recommandé pour éliminer la présence de gaz gastriques ou coliques et permettre une étude abdominale

complète et en particulier biliaire. Des manœuvres simples peuvent aider à visualiser le pancréas. L'inspiration forcée bloquée permet la descente du foie et l'on peut obtenir une bonne fenêtre à travers le lobe gauche. Le décubitus latéraux, position debout, la pression plus ou moins appuyée sur la paroi permettent la mobilisation des gaz intestinaux. Parfois, on peut utiliser un remplissage hydrique gastrique. On a aussi proposé une préparation médicamenteuse par absorbants intestinaux. Les épreuves fonctionnelles avec injections hormonales sont réservées aux centres spécialisés [27].

Malgré ceci, la bonne visualisation du pancréas est loin d'être obtenue dans tous les cas. Le pourcentage de visualisation correcte varie beaucoup selon les séries. Si la tête est bien visible dans 90% des cas environ, la queue ne l'est que dans 50 à 60%. Il ne faut pas hésiter à renouveler les examens, au besoin à plusieurs reprises [27].

### 1.4.2. Pancréas normal à l'échographie

Le parenchyme est homogène, composé d'échos fins, réguliers. Son échogénicité est voisine de celle de foie normal. Les contours pancréatiques sont réguliers, bien individualisés des plans adjacents, la lobulation n'est pas visible [27].

Le diamètre le plus facile à mesurer est antéro-postérieur. C'est le plus intéressant, il permet d'évaluer l'épaisseur du pancréas. Mais la normalité de la taille est difficile à définir. Pour les anatomistes elle varie de 20 à 30 mm. La taille normale est variable en fonction du morphotype. La limite supérieure varie selon les auteurs de 27 à 35 mm. Le pancréas a, le plus souvent une taille régulièrement décroissante de la tête à la queue. Cependant, de nombreuses variantes de forme peuvent se rencontrer. En fait, plus que la taille absolue, c'est la variation brutale, localisée du calibre, la déformation des contours pancréatiques qui sont anormales [27].

Le canal de Wirsung a un calibre croissant de la queue vers la tête. Il mesure 2 à 3 millimètres mais peut physiologiquement, atteindre 5 mm chez le vieillard. Ses bords sont réguliers, présentent un aspect hyperéchogène en rail, il n'y a pas de sténose physiologique. Il est le plus facilement visible au niveau de l'isthme et du corps. Au niveau de la tête, il est visible en section transversale circulaire. Le canal de Santorini, les canaux secondaires ne sont pas visibles. Le cholédoque traverse la glande de haut en bas. Il chemine dans la partie postéro-externe de la tête. Il est visible sous forme d'une image ronde, bien limitée, hypoéchogène, de tonalité hydrique, à paroi fine. Son diamètre normal n'excède pas 7 mm.

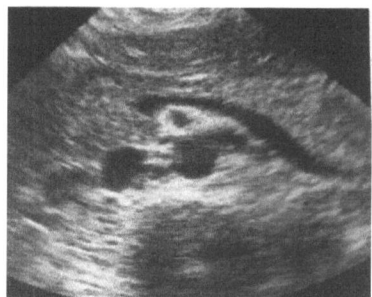 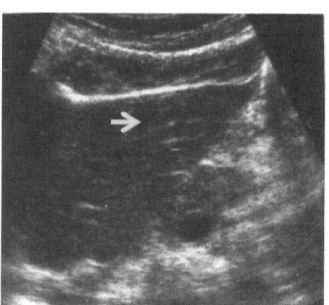

Figure 3 : **Pancréas normal en coupe transversale** [27]   Figure 4 : **Pancréas normal en coupe sagittale** [27]

Les flèches indiquent le pancréas sur les images

## 1.4.3. Aspect du pancréas en cas d'obésité ou du syndrome métabolique

Les variétés de contours les plus habituelles sont liées à l'importance d'infiltration graisseuse périglandulaire. Plus cette infiltration est importante, plus l'atmosphère graisseuse péri-vasculaire est marquée, plus la lobulation anatomique est visible et plus la glande apparait hétérogène. En effet, les structures graisseuses périvasculaires sont visibles dans le parenchyme pancréatique donnant des images hyperéchogènes. Cet aspect doit être distingué de celui des pancréatites chroniques. On aura donc les difficultés à identifier le pancréas chez les sujets obèses (gros pancréas profond, lobulé, hyperéchogène) au contraire des sujets maigres (pancréas superficiel, homogène, régulier).

## 1.5. GENERALITES SUR LE SYNDROME

### 1.5.1. Définition du syndrome métabolique

Deux définitions du syndrome métabolique coexistent jusqu'à présent : celle de l'Organisation Mondiale de la Santé en 1998 et celle américaine du NCEP (National Cholestérol Education Program) en 2001; mais c'est la définition de la Fédération Internationale du Diabète (FID) proposée en 2005 qui nous servira d'exemple avec une place faite à l'adiposité abdominale qui devient l'élément clé du syndrome métabolique [5].

La FID offre un cadre consensuel adapté à tous les continents avec des normes de tour de taille adaptées aux différentes ethnies dans le monde. Ses critères sont :
- l'obésité abdominale avec un tour de taille ≥ 94 cm (homme) et ≥ 80 cm (femme) ;
- une glycémie à jeun ≥ 1,00 g /l ou un diabète de type 2 avéré ;

- une pression artérielle ≥ 130/85 mmHg ;
- une élévation des triglycérides ≥ 1,5g/l ou un traitement spécifique de l'anomalie lipidique ;
- un HDL cholestérol bas < 0,40 g/l (homme) et < 0,5 g/l (femme) ou un traitement spécifique de l'anomalie lipidique.

Le diagnostic de syndrome métabolique est posé devant la présence de 3 de ces 5 critères dont l'obésité abdominale obligatoire. Ainsi les nouveaux critères choisis par la FID doivent permettre un dépistage encore plus précoce du syndrome métabolique.

### 1.5.2. Epidémiologie du syndrome métabolique

La prévalence du syndrome métabolique varie selon les continents. Ainsi cette prévalence varie de 10 à 40 % dans la plupart des pays asiatiques [6]. Une autre étude sur les Indiens d'Asie évalue cette prévalence à 26 % [7]. Aux Etats-Unis d'Amérique, le syndrome métabolique touche 24 % de la population adulte avec un taux de 44 % chez les sujets âgés de plus de 50 ans [4]. En Europe, la prévalence du syndrome métabolique est estimée à 15 % chez les adultes [8].

En Afrique, peu d'études ont été faites sur le sujet. On observe que les femmes ont une prévalence du syndrome métabolique plus faible que les hommes avant la ménopause, mais après la ménopause le syndrome métabolique est aussi fréquent chez les femmes que chez les hommes [9]. Le syndrome métabolique est présent chez 10 % des femmes et chez 15 % des hommes avec une bonne tolérance au glucose [10].

La présence du syndrome métabolique chez un patient multiplie par 3,5 son risque de mortalité cardio vasculaire [11].

Selon Standl (2005), on estime qu'environ 80% des 200 millions d'adultes diabétiques mourront d'une maladie cardiovasculaire [12]. Ce risque est accru chez les personnes atteintes d'un syndrome métabolique : elles ont deux fois plus de risque de mortalité et trois fois plus de risque d'avoir une crise cardiaque ou un accident vasculaire cérébral par rapport aux personnes non atteintes du syndrome.

### 1.5.3. Physiopathologie du syndrome métabolique

Ce sont les travaux de Vague (1956) qui ont mis en évidence, pour la première fois, la présence d'une association entre plusieurs anomalies métaboliques et une obésité de type androïde (répartition de la graisse vers la partie supérieure du corps) [13].

En effet, il a remarqué que les patients qui présentaient ce type d'obésité androïde, par opposition à l'obésité gynoïde (répartition de la graisse vers la partie inférieure du corps) présentaient souvent d'autres pathologies comme le diabète, la goutte ou l'athérosclérose. De nombreuses études épidémiologiques sont venues ensuite confirmer cette observation et ont montré que l'obésité androïde était associée à un risque cardiovasculaire élevé.

Au centre de sa physiopathologie, deux anomalies étroitement liées l'une à l'autre : l'insulinorésistance et l'obésité viscérale (prédominance du tissu graisseux dans la partie abdominale) qui est la plus incriminée. Cependant, de très nombreux facteurs, liés à l'environnement, au sexe et au terrain génétique, interviennent. Cette origine multifactorielle rend la compréhension de la physiopathologie difficile.

## 1.5.3.1. Excès de graisse abdominale

L'obésité représente le facteur important dans l'étiologie du syndrome métabolique, contribuant à l'hyperglycémie, l'hypertension et l'hypercholestérolémie [12]. Le syndrome métabolique touche les sujets avec un surpoids ou un excès de graisse viscérale qui est associée biologiquement à une résistance à l'action de l'insuline dans certains tissus comme le muscle squelettique, le foie, et le tissu adipeux [14]. En fait, le tissu adipeux viscéral est un tissu métaboliquement très actif avec hydrolyse continue des triglycérides contenus dans les adipocytes et libération excessive d'acides gras libres.

En conclusion, par différents mécanismes en particulier un excès d'acides gras libres circulants et une réduction de l'adiponectine (hormone adipocytaire qui stimule la sensibilité à l'insuline et exerce des effets anti-athérogènes) ; l'obésité viscérale peut causer une résistance à l'insuline.

## 1.5.3.2. Les excès de graisse du muscle et du foie dans le syndrome métabolique

Le contenu en graisses du muscle et du foie est également reconnu comme un mécanisme majeur de l'insulinorésistance. L'obésité viscérale et l'insulinorésistance sont donc deux anomalies étroitement liées l'une à l'autre : l'excès de graisse ectopique (dans le foie et le muscle) est une cause essentielle de l'insulinorésistance. L'excès de graisses au niveau du foie est en cause dans l'hyperproduction de lipoprotéines de basse densité (VLDL) et en conséquence dans la diminution du HDL-cholestérol qui caractérise la dyslipidémie du syndrome métabolique. Cette diminution du HDL cholestérol est un facteur prédictif indépendant de risque cardiovasculaire [15].

Cette graisse produit en excès de nombreux constituants individuels du syndrome métabolique : des cytokines pro inflammatoires (protéine C réactive...), des facteurs prothrombotiques (inhibiteurs de l'activateur du plasminogène 1), des facteurs favorisant l'hypertension artérielle (angiotensinogène). Ces différents facteurs individuels de risque cardiovasculaire ne sont pas améliorés par l'exérèse par liposuccion de graisse sous cutanée abdominale [16]. Il existe un lien essentiel entre l'adiposité abdominale et les anomalies du syndrome métabolique ; en effet l'adiposité abdominale est associée à une cascade d'anomalies métaboliques conduisant à l'athérosclérose sévère et précoce survenant chez les patients atteints de syndrome métabolique [17].

La résistance à l'insuline est d'autant plus marquée dans l'obésité et le diabète de type II que la répartition des graisses prédomine dans la partie supérieure du corps.

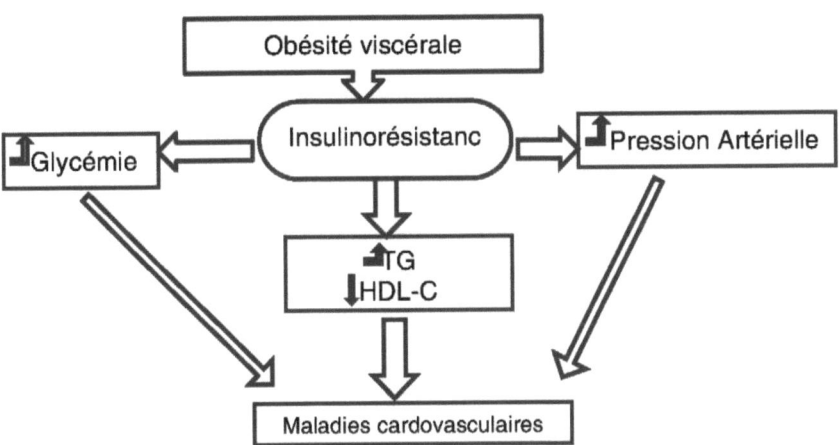

Figure 5 : **Syndrome métabolique** [17]

## *1.5.3.3. Insulinorésistance* [18]

Elle a deux causes essentielles à savoir les caractères génétiques et l'obésité. L'hyperinsulinémie et l'insulinorésistance entraînent l'hypertension artérielle, l'hyperglycémie, un diabète de type 2, des dyslipidémies et des maladies cardiaques. Ceux qui présentent une insulinorésistance développent aussi des anomalies du glucose, des anomalies du métabolisme des acides gras, une réactivité vasculaire inflammatoire et des troubles vasculaires. Ils peuvent également développer le syndrome des ovaires polykystiques, la maladie non alcoolique du foie, une hyperuricémie ou une goutte.

## 1.6. IMPLICATION DES DIFFERENTS FACTEURS DE RISQUES DANS LE SYNDROME METABOLIQUE

### 1.6.1. Obésité abdominale et conséquences inflammatoires

Des données indiquent que le syndrome métabolique est précédé par un excès de tissu adipeux viscéral [28]. C'est un paramètre clinique très intimement lié au syndrome métabolique [29], lui-même associé à un état pro inflammatoire [30]. Une balance énergétique positive conduit au stockage de l'excès d'énergie dans les adipocytes qui montrent alors une hypertrophie et une hyperplasie. Le tissu adipeux étant un organe endocrine, son expansion induit une sécrétion accrue de médiateurs pro-inflammatoires et pro-athérogéniques comme la leptine, la résistine, le « Tumor Necrosis Factor α » (TNFα), l'interleukine (IL) -6, la « C-Reactive Protein » (CRP) et le « Plasminogen Activator Inhibitor-I » (PAI-I) ainsi qu'une sécrétion diminuée d'adiponectine [31]. De plus, des anormalités fonctionnelles des adipocytes apparaissent, notamment un stress du réticulum endoplasmique et des mitochondries, conduisant au développement d'une insulino-résistance [32].

L'inflammation contribue elle aussi à ce phénomène puisque des niveaux élevés de cytokines pro-inflammatoires conduisent à la résistance à l'insuline [33]. L'IL-6 est associée à une inhibition de la signalisation de l'insuline dans des myotubes humains [34].

### 1.6.2. Résistance à l'insuline

L'insuline est une hormone hypoglycémiante produite sous forme d'un précurseur, la pro insuline, par les cellules β des îlots de Langerhans du pancréas. L'insuline mature est composée de deux chaînes polypeptidiques (la chaîne A de 21 acides aminés et la chaîne B de 30 acides aminés) reliées par deux ponts disulfures. Sa sécrétion est principalement contrôlée par la concentration en glucose plasmatique. Elle joue un rôle dans un ensemble de mécanismes métaboliques. Sa fonction principale est le contrôle de la capture et de l'utilisation du glucose dans les tissus périphériques par l'intermédiaire de transporteurs passifs de glucose (GLUT) [35]. Cet effet hypoglycémiant est facilité par sa capacité à inhiber la néoglucogenèse et la glycogénolyse tout en stimulant la glycogenèse hépatique. Ces effets sont neutralisés par des hormones hyperglycémiantes s'opposant à l'insuline comme le glucagon (produit par les cellules α des îlots de Langerhans du pancréas). Elle possède également un effet anti-lipolytique au niveau des adipocytes [36]. Lorsqu'un défaut d'action de l'insuline apparaît, il en résulte une hyperinsulinémie à jeun pour maintenir l'euglycémie. La résistance à l'insuline est en partie due à des facteurs innés génétiques [37] et à des facteurs acquis avec le style de vie occidental comme par exemple le manque d'activité physique et la sédentarité. En effet, il est connu que l'activité physique augmente la sensibilité à l'insuline [38]. L'obésité favorise la résistance à l'insuline. Les acides gras libres (AGL) sont libérés en abondance dans la circulation sanguine du tissu adipeux élargi et insulino-résistant et leur clairance est diminuée [39] contribuant à augmenter les taux d'AGL circulants chez les obèses. Ces derniers contribuent à la résistance à l'insuline des muscles squelettiques [40] tandis que leur diminution l'améliore [41]. Les AGL favorisent la résistance à l'insuline du foie en inhibant l'action anti-glycogénolytique de l'insuline, contribuant à augmenter la production hépatique de glucose [42]. Ils contribuent à l'accumulation intracellulaire de lipides, associée à la résistance à l'insuline des muscles squelettiques et au dysfonctionnement des cellules β [43]. En effet, les AGL pénètrent facilement dans la cellule et leur accumulation contribue à une augmentation de leur ré-estérification en TG mais aussi à une augmentation des diacylglycérols (DAG) produits. Ces derniers activent la protéine kinase C (PKC) qui diminue la phosphorylation des « Insulin Receptor Substrate » (IRS-1/2), diminuant ainsi la capture de glucose [44] (Figure 8). Enfin, les AGL diminuent la transcription des gènes codant pour GLUT4 et diminuent la stabilité de leur ARNm [45].

Cependant, il est important de souligner que l'augmentation des AGL induit paradoxalement une sécrétion compensatoire d'insuline ainsi qu'une diminution de sa clairance afin de maintenir l'euglycémie. Seuls les individus dont la compensation est insuffisante deviennent hyperglycémiques, expliquant ainsi pourquoi seulement 50% des obèses insulino-résistants développent un diabète de type-2 [46].

### 1.6.3. Intolérance au glucose

Les défauts d'action de l'insuline dans le métabolisme du glucose entraînent des déficiences de la capacité de l'hormone d'une part à supprimer la production hépatique et rénale de glucose, et d'autre part à induire la capture et l'utilisation du glucose dans les tissus insulino-sensibles. La relation entre insulino-résistance et intolérance au glucose est bien connue : afin de compenser ses défauts d'action, l'organisme est capable de modifier la sécrétion et/ou la clairance de l'insuline [47] pour maintenir une glycémie normale. Lorsque la sécrétion d'insuline commence à diminuer et devient insuffisante pour maintenir l'euglycémie, l'organisme devient intolérant au glucose et des phases d'hyperglycémie apparaissent, notamment en périodes post-prandiales (Figure 6)

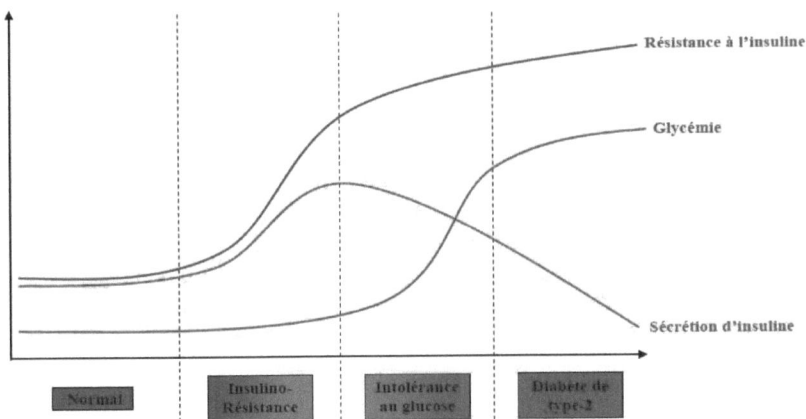

Figure 6 :   **Résistance à l'insuline au diabète de type-2.**

### 1.6.4. Dyslipidémie

Dans des conditions de résistance à l'insuline, le flux d'AGL allant du tissu adipeux vers le foie augmente et favorise la synthèse hépatique de triacylglycérols (TG). Il en résulte des modifications du métabolisme des lipoprotéines. On constate alors une augmentation de la production des lipoprotéines de très basse densité (VLDL) larges, riches en TG (Figure 7) et promptes à former des LDL petites et denses (sdLDL) appauvries en esters de cholestérol (EC) et enrichies en TG, ainsi qu'une diminution des lipoprotéines de haute densité (HDL). Le catabolisme des lipoprotéines à apolipoprotéines (apo) B est diminué alors que celui des HDL à apoA-I est augmenté [48].

## 1.6.5. Hypertension

L'hypertension peut être induite par l'état de résistance à l'insuline [49] durant lequel l'effet vasodilatateur de l'insuline est perdu. Par contre, les effets de l'insuline sur la réabsorption du sodium et l'activité du système nerveux sympathique sont maintenus. Les AGL peuvent également induire une relative vasoconstriction. En effet, au niveau des cellules endothéliales, la perfusion d'insuline augmente la production de monoxyde d'azote (NO) (vasodilatateur) mais l'élévation d'AGL empêche cette augmentation en activant la PKC et la nicotinamide adénine dinucléotidephosphate oxydase (NAD(P)H oxydase) et en inhibant IRS-1/2 [44] (Figure 7).

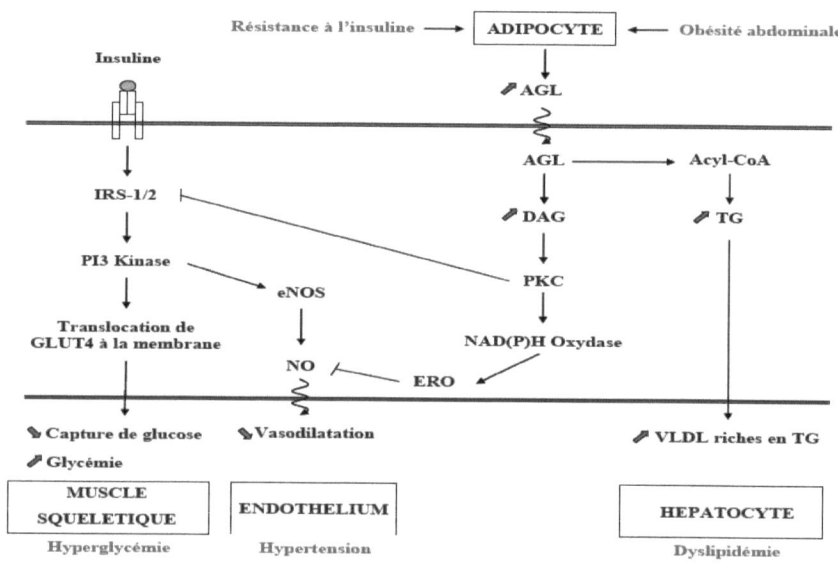

Figure 7 : **Rôle des AGL circulants dans les différentes composantes du syndrome métabolique**.

## 1.7. CONSEQUENCES SUR LES MALADIES CARDIOVASCULAIRES

Plusieurs analyses montrent que le syndrome métabolique est associé à une augmentation des événements cardiovasculaires, et qu'il entraîne des risques accrus de développer des maladies cardiovasculaires, mais aussi un diabète [50]. Une étude montre que des hommes d'âge moyen avec un syndrome métabolique courent 4 fois plus le risque de mourir que des hommes sains [51], une autre montre que des hommes ayant 4 ou 5 composantes du syndrome métabolique ont 4 fois plus de risque de développer des maladies coronariennes et 24 fois plus de risque de faire un diabète [52]. La plupart des patients diabétiques ont présenté une insulino-résistance et un syndrome métabolique avant l'apparition de leur diabète [53]. En effet, une insulino-résistance, une hyperinsulinémie, une dyslipidémie et une obésité précèdent l'apparition du diabète de type-2 dans 75 à 85% des cas et environ la moitié des nouveaux cas de diabètes étaient porteurs du syndrome métabolique (défini selon le NCEP) [54].

# CHAPITRE II
# CADRE, MATERIEL ET METHODES D'ETUDE

## 2.1. CADRE D'ETUDE

### 2.1.1. Cadre géographique et données démographiques

L'étude s'est déroulée dans le département du littoral. Il est limité à l'ouest par la commune d'Abomey-Calavi, à l'est par la commune de Sèmé Kpodji, au sud par l'océan atlantique et au nord par le lac Nokoué. D'une superficie de 79 $Km^2$, il est le seul à être constitué d'une commune contrairement aux autres départements [23]. La population du département du littoral est de 665 100 habitants au troisième Recensement Général de la Population et de l'Habitation de 2002. Cependant, les projections démographiques estiment la population de ce département à environ 890 781 habitants pour l'année 2011. On dénombre dans cette population 94,5 hommes pour 100 femmes. C'est le département le plus peuplé du pays [34]. Presque toutes les ethnies du pays se côtoient dans cette ville [19].

### 2.1.2. Cadre Sanitaire

Le Centre de Recherche en Santé et Nutrition (CRESAN) a servi de structure d'accueil pour la collecte de nos données.

#### 2.1.2.1. *Centre de Recherche en Santé et Nutrition (CRESAN)*

Le CRESAN est une organisation non gouvernementale. Il a vu le jour en 1997 et a été officiellement reconnu et enregistré sous le n°2 009-0022/DEP/ATL-LITT/SG/SAG-ASSOC du 20 Janvier 2009. Il est régit par l'arrêté ministériel n°3131 /MS /DC/ SGM/ DMP/SRS en 2008 portant autorisation d'ouverture d'exploitation d'un établissement sanitaire privé «Centre de Recherche en Santé et Nutrition». Son initiateur et promoteur est le Docteur Alfred ACAKPO, Médecin et Spécialiste en Nutrition et Sciences de l'Alimentation Humaine qui en est le Directeur Exécutif. Le CRESAN est situé dans le 12ème Arrondissement de la ville de Cotonou capitale économique du Bénin, plus précisément au quartier Aïbatin, du côté opposé à Canal SAT HORIZON et derrière les rails.

Il a pour mission de lutter contre les pathologies d'origine nutritionnelle ou à composantes nutritionnelles par des programmes adaptés et avérés efficaces et d'offrir les soins de santé de bonnes qualités aux patients. C'est la raison de son appartenance au réseau ProFam de PSI/ABMS.

## 2.2. MATERIEL D'ETUDE

### 2.2.1. Matériel humain

L'étude a porté sur des sujets humains Béninois âgés de 25 ans et plus.

### 2.2.2. Echographe

Au Centre de Recherche en santé et Nutrition (CRESAN) pour les mesures échographiques, nous avons disposé d'un échographe de marque Sonoscape 5, d'une sonde sectorielle de 3,5 MHz, du gel, d'un reprographe et du papier thermique de marque SONY.

### 2.2.3. Instruments de mesures anthropométriques et de mesure des constantes

Nous avons utilisé :
- un pèse-personne pour adulte de marque OMRON BF 400 gradué de 0 à 160 kg.

- un ruban anthropométrique pour la mesure des tours de poignet, de taille et de hanche des patients.
- une toise portable de marque SECA graduée de 0 à 200 centimètres pour la mesure de la taille des sujets.
- un tensiomètre de marque Vaquez.

## 2.3. METHODES D'ETUDE

### 2.3.1. Population

L'étude a porté sur les Béninois adultes âgés de 25 ans et plus à Cotonou répondants aux critères suivants.

### *2.2.4.1. Critères d'inclusion*

Ont participé à la présente étude les patients :
- de nationalité Béninoise ayant un âge de 25 ans et plus;
- ayant subi le test de glycémie à jeun;
- dont le statut tensionnel est connu;
- et ayant eu une mesure du tour de taille.

### *2.2.4.2. Critères d'exclusion*

Sont exclus de l'étude, les personnes ayant un syndrome œdémateux et les femmes enceintes en raison des biais de mesures que la rétention hydrosodée et la grossesse vont induire dans évaluation du poids. Ceux qui avaient le diabète, la maladie pancréatique, maladies thyroïdiennes, maladie rénale, une maladie du foie, et qui ont bu de l'alcool plus de 40 g par jour pour les hommes et 20 g par jour pour les femmes ont été exclus également de l'étude.

## 2.3.2. Echantillonnage

### 2.3.2.1. Type d'étude

L'étude est épidémiologique descriptive prospective transversale.

### 2.3.2.2. Variables d'étude

#### 2.3.2.2.1. Variable dépendante

La variable dépendante est représentée par l'état morphologique et structural à l'échographie du pancréas déterminé au cours d'une échographie du pancréas. Elle comporte deux sous-variables : le pancréas hyperéchogène et le pancréas normal.

#### 2.3.2.2.2. Variables indépendantes

Il s'agit des mesures anthropométriques (IMC, tours de taille et de hanche, glycémie, la tension artérielle etc. ….) et de la fréquence de consommation des aliments.

### 2.3.2.3. Taille de l'échantillon

Selon Fortin (1992), la taille de l'échantillon requise pour une étude est fonction du nombre de variables. Ainsi, il suggère une matrice qui inclut toutes les variables de l'étude. Chaque catégorie de variable constitue une cellule et le minimum de sujets qu'on peut y inclure est de cinq, sans laisser de cellule vide [20].

Les variables indépendantes de l'état nutritionnel comportent selon les catégories six dimensions :

- trois dimensions : normaux - surpoids - obèses ;
- deux dimensions : T/H normal ou T/H supérieur aux normes.

La variable dépendante a deux dimensions : pancréas hyperéchogène ou pancréas normal.

Alors, la taille de l'échantillon revient alors à : 6 x 2 x 5 soit 60 personnes à recruter pour l'étude [20]. Pour augmenter la puissance statistique, et pour répartir les participants selon les masses grasses du corps, cette taille est portée à 100 personnes.

### 2.3.3. Déroulement de l'enquête

L'enquête s'est déroulée sur une période de six mois allant du 20 Octobre 2011 au 20 Avril 2012 et a eu comme cible les adultes Béninois. Toutes les personnes répondant aux critères de sélection et ayant accepté de se soumettre à l'étude, ont été enquêtées.

### 2.3.4. Collecte des données

La collecte des données a été faite par :
- un médecin nutritionniste, pour les mesures anthropométriques ;
- un échographiste spécialiste, pour l'acquisition des données échographiques ;
- nous même, pour l'administration des fiches de fréquence de consommation des aliments et la collecte des données biologiques, anthropométriques et échographiques.

Les données recueillies ont été enregistrées sur le questionnaire préétabli prévu à cet effet et comportant les renseignements généraux des sujets sélectionnés et les variables à étudier.

## 2.3.4.1. Mesures du pancréas

L'examen est pratiqué en temps réel à l'aide d'une sonde sectorielle mécanique ou électrique convexe de 3.5 MHz chez un patient à jeun. Chez les sujets maigres, l'examen peut être réalisé à l'aide d'une sonde 5 MHz. Le patient positionné en décubitus dorsal, effectue une inspiration profonde puis une expiration forcée, de façon à dégager le côlon transverse qui forme souvent un obstacle gazeux, en avant du pancréas, non franchissable par les ultrasons. Ensuite, le sujet se place en oblique gauche pour permettre à l'opérateur de bénéficier d'une fenêtre acoustique hépatique [25].

Les coupes longitudinales passant par le pédicule biliaire permettent de voir le pédicule biliaire et la tête du pancréas dans un plan sagittal. Les coupes transversales mettent en évidence la partie distale du corps et la queue du pancréas. Lorsque la sonde est positionné en oblique ascendante gauche, la queue peut être visualisée [25].

L'examen habituel comprend trois coupes transversales qui permettent de dégager l'isthme, le corps et la queue du pancréas et le petit pancréas de Winslow. Des coupes sagittales sont utiles pour dégager : la tête du pancréas entourant le pédicule biliaire. Quant aux coupes obliques, elles sont nécessaires pour dégager la queue du pancréas [25].

Les mesures du pancréas sont réalisées sur des coupes effectuées dans un plan transversal perpendiculaire à la glande : la tête du pancréas doit être inférieure ou égale à 26 mm, l'isthme inférieur ou égal à 15 mm le corps et la queue du pancréas inférieurs ou égaux à 25 et 30 mm [25].

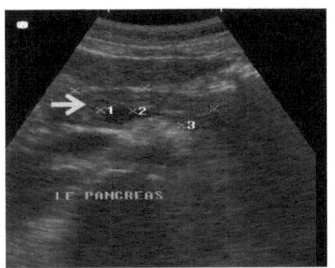
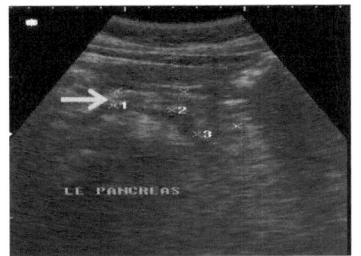

Figure 8 : **Mesures du pancréas normal**   Figure 9 : **Mesures du pancréas hyperéchogène**

Ces images sont celles de nos patients et les flèches indiquent la glande

### 2.3.4.2. Mesure du poids

L'enquêté est déshabillé en sous-vêtements et déchaussé. Il monte sur le pèse-personne et son poids correspond au chiffre indiqué par l'aiguille. La lecture se fait de face par l'enquêteur face à l'enquêté [21].

### 2.3.4.3. Mesure de la taille

Le sujet à enquêter se tient debout, les bras pendant le long du corps, les pieds joints et les talons en contact avec la toise. On lui demande de se tenir bien droit, de respirer à fonds, et de regarder vers l'horizon, puis on exerce une légère pression vers le haut sur les apophyses mastoïdes. On place ensuite une équerre à dessin sur la tête en comprimant les cheveux afin d'obtenir un contact ferme, puis l'on trace une marque sur la toise au niveau du bord inférieur de l'équerre. On lit la taille du sujet directement sur la toise [21].

### 2.3.4.4. Mesure du tour de taille

Le patient étant debout, ayant les pieds écartés d'environ 25 à 30 cm. A l'aide d'un ruban gradué, on mesure le tour de taille à la fin d'une expiration, sans exercer de pression sur la peau et en respectant les repères anatomiques.

L'enquêteur se place de côté par rapport au sujet à enquêter qui est debout, le ventre nu. Il effectue la mesure à la partie la plus étroite du torse, située à mi-chemin entre la partie inférieure des côtes (en bas de la dernière côte) et la crête iliaque (la partie supérieure de l'os pelvien) ; en général à 1 cm près de l'endroit où la taille est plus fine chez la femme et plus forte chez l'homme. Il lit la mesure indiquée le plus précisément possible et la note [22].

### 2.3.4.5. Mesure du tour de hanche

Elle s'obtient au moyen d'un mètre à ruban anthropométrique en respectant les repères anatomiques. L'enquêteur se place de côté par rapport au sujet à enquêter qui est debout, les pieds joints. Il opère la mesure à 0,1 cm près en plaçant le mètre ruban au niveau de la protrusion fessière maximale en arrière et la symphyse pubienne en avant. Il lit la mesure indiquée le plus précisément possible et la note [21].

### 2.3.4.6. Mesure de la tension

La TA est prise chez un sujet au repos, assis pendant au moins 10 minutes. La mesure est prise au bras droit nu maintenu au niveau du cœur c'est-à-dire en regard du quatrième espace intercostal. Le brassard est positionné de façon à ce que le centre de la poche gonflable soit sur le battement huméral et le bord inférieur du brassard à deux travers du doigt au-dessus de la fossette anté-cubitale. Le stéthoscope est positionné sur l'artère humérale repérée par la palpation en s'assurant qu'il n'entre pas en contact ni avec le brassard ni avec les tubulures. On gonfle ensuite le brassard de 30 mm Hg au-dessus du point de disparition du pouls radial, puis on dégonfle de 2 mm Hg par seconde. A mesure que la pression chute, on entend les bruits de

Korotkoff. La Tension Artérielle Systolique (TAS) est donnée par l'apparition des premiers bruits (phase I de Korotkoff) et la Tension Artérielle Diastolique TAD pour leur disparition (phase V de Korotkoff) [19].

### 2.3.4.7. *Fréquence de consommation des aliments*

Le questionnaire consiste à déterminer la fréquence avec laquelle les individus consomment certains aliments

## 2.3.5.  Traitement et analyse des données

La saisie des données a été possible grâce au logiciel CSPro 4.1. Le traitement a été réalisé avec le logiciel SPSS version 17.0. Le test statistique de khi-carré de Pearson a été utilisé pour la comparaison des données. Le test de corrélation a été sollicité pour établir les relations fonctionnelles entre les variables. Sur un échantillon de taille n, les effectifs observés (Oi) sont O1, O2, O3, ..., On.

Pour comparer les valeurs observées et un modèle théorique, on calcule les effectifs théoriques, appelés aussi effectifs calculés (Ci).

On formule toujours la même hypothèse (Ho) : La distribution observée dans l'échantillon est conforme à la distribution théorique choisie.

Sous cette hypothèse (Ho), la variable aléatoire doit suivre une loi du χ2 à un nombre de degré de liberté (γ).

Soit : $\chi^2\text{calculé} = \sum_{i=1}^{K=n} \frac{(o_i - c_i)^2}{c_i}$

Avec :
- Oi = effectifs observés dans l'échantillon à tester,
- Ci = effectifs théoriques ou calculés sous l'hypothèse (Ho) formulée,

- (γ) = nombre de degré de liberté = nombre de comparaisons effectuées pour le calcul du nombre de paramètres nécessaires pour le calcul des valeurs théoriques ; ou (γ) = nombre de classes moins le nombre de relations indépendantes liant ces classes entre elles.

En faisant intervenir les fréquences observées fi = Oi / n (n : taille de l'échantillon) et Ci = n .

pi ; on obtient $\chi^2\text{calculé} = \sum_{i=1}^{K=n} \frac{(f_i - p_i)^2}{p_i}$ :

Le test de corrélation a été sollicité pour établir les relations fonctionnelles entre les variables. Ainsi, une p-value < 0,05 a été considérée comme statistiquement significative. Le logiciel Word est utilisé comme interface pour la saisie du texte. Les résultats sont organisés en graphiques, diagrammes et tableaux.

## 2.3.6. Considérations éthiques

L'étude a été approuvée par le Comité National d'Ethique et de la Recherche en Santé de l'Institut de Sciences et de Biotechnologies appliquées (ISBA).

Le Directeur du CRESAN a régulièrement autorisé l'étude au sein de sa structure.

La déontologie médicale exige du professionnel de santé le respect de principes tels que l'information du malade, la recherche du consentement éclairé de la personne examinée ou soignée, l'observation du secret professionnel, etc. on a donc obtenu le consentement éclairé de tous les patients et la confidentialité des résultats a été respectée.

### 2.3.7. Difficultés rencontrées

- la majorité des personnes enquêtées, en particulier les hommes ont eu du mal à exprimer leur habitude culinaire ;
- l'administration du questionnaire de fréquence de consommation des aliments aux patients est relativement longue et épuisante. Certains l'expriment par des gestes de lassitude et d'autres verbalement ;
- la réticence de certains parents à accepter l'échographie hépatique et l'enquête ;
- absence de complétude des données fournies par certains patients.

# CHAPITRE III
# RESULTATS

## 3.1. CARACTERISTIQUES GENERALES DE L'ECHANTILLON

### 3.1.1. Sexe

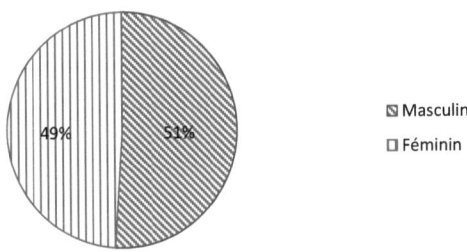

Sexe ratio 1.04

Figure 10: **Répartition de l'échantillon selon le sexe**

### 3.1.2. Âge

Tableau I: Répartition de l'échantillon étudié selon les groupes d'âge

| Groupe d'âge | Effectifs | Pourcentage |
|---|---|---|
| 25-34 ans | 41 | 41,0 |
| 35-44 ans | 20 | 20,0 |
| 45-54 ans | 18 | 18,0 |
| 55 ans et plus | 21 | 21,0 |
| Total | 100 | 100,0 |

## 3.1.3. Résidence

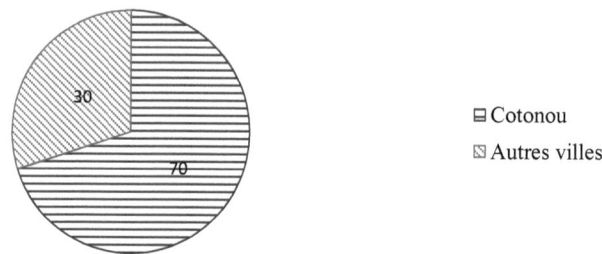

Figure 11 : **Répartition de l'échantillon selon la résidence**

## 3.1.4. Activités socio-professionnelles

Tableau II : Répartition de l'échantillon selon les activités socio-professionnelles

|  | Effectifs | Pourcentage |
|---|---|---|
| Fonctionnaire | 54 | 54,0 |
| Elèves/Etudiants | 18 | 18,0 |
| Commerçants | 12 | 12,0 |
| Ménagères et autres | 16 | 16,0 |
| Total | 100 | 100,0 |

## 3.1.5. Niveau d'instruction

Tableau III : Répartition de l'échantillon étudié selon le niveau d'instruction

|  | Effectifs | Pourcentage |
|---|---|---|
| Fondamental/analphabète | 18 | 18,0 |
| Secondaire | 32 | 32,0 |
| Supérieur | 50 | 50,0 |
| Total | 100 | 100,0 |

## 3.1.6. Etat matrimonial

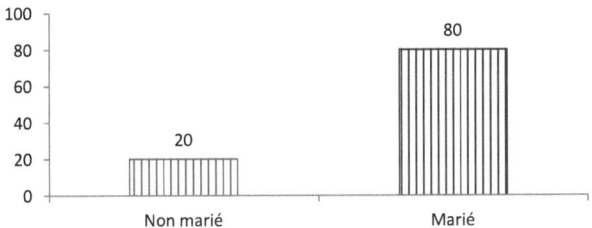

Figure 12 : **Répartition de l'échantillon selon le statut matrimonial**

## 3.2. PREVALENCE DU SYNDROME METABOLIQUE

### 3.2.1. Le syndrome métabolique

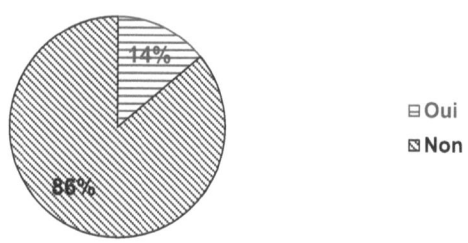

Figure 13: **Répartition des patients selon le syndrome métabolique**

### 3.2.2. Les groupes d'IMC

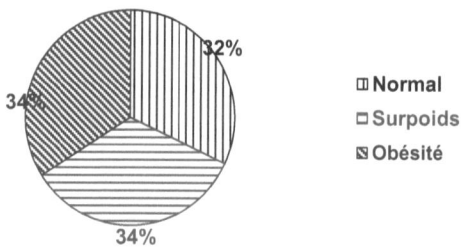

Figure 14: **Répartition des patients selon les groupes d'IMC**

Tableau IV: Répartition du syndrome métabolique en fonction de groupe d'IMC

| | Syndrome métabolique | | | | | |
|---|---|---|---|---|---|---|
| | Présence | | Absence | | Total | |
| | N | % | N | % | N | % |
| IMC Normal | 1 | 3,1 | 31 | 96,9 | 32 | 100,0 |
| Surpoids | 05 | 14,7 | 29 | 85,3 | 34 | 100,0 |
| Obésité | 08 | 23,5 | 26 | 76,5 | 34 | 100,0 |
| Total | 14 | 14,0 | 86 | 86,0 | 100 | 100,0 |
| Valeur p | = | | 0,04 | | | |

## 3.2.3. Prévalence du syndrome dans les tranches d'âge

Tableau V: Répartition du syndrome métabolique en fonction de groupe d'âge

| | | Syndrome métabolique | | | | | |
|---|---|---|---|---|---|---|---|
| | | Présence | | Absence | | Total | |
| | | N | % | N | % | N | % |
| Age | 25-34 ans | 1 | 02,4 | 40 | 97,6 | 41 | 100,0 |
| | 35-44 ans | 02 | 10,0 | 18 | 90,0 | 20 | 100,0 |
| | 45-54 ans | 03 | 16,7 | 15 | 83,3 | 18 | 100,0 |
| | 55 ans à plus | 08 | 38,1 | 13 | 61,9 | 21 | 100,0 |
| Total | | 14 | 14,0 | 86 | 86,0 | 100 | 100,0 |
| Valeur p | | = | | 0,00 | | | |

### 3.2.4. Prévalence du syndrome selon le sexe.

Tableau VI: Répartition du syndrome métabolique en fonction du sexe

| | Syndrome métabolique | | | | | |
|---|---|---|---|---|---|---|
| | Présence | | Absence | | Total | |
| | N | % | N | % | N | % |
| Sexe masculin | 09 | 63,3 | 42 | 48,8 | 51 | 51,0 |
| Sexe féminin | 05 | 35,7 | 44 | 51,2 | 49 | 49,0 |
| Total | 14 | 100,0 | 86 | 100,0 | 100 | 100,0 |
| Valeur p | = | | | 0,28 | | |

### 3.2.5. Prévalence du syndrome selon le niveau d'instruction

Tableau VII: Répartition du syndrome métabolique en fonction le niveau d'instruction

| | Syndrome métabolique | | | | | |
|---|---|---|---|---|---|---|
| | Présence | | Absence | | Total | |
| | N | % | N | % | N | % |
| Fondamental/analphabète | 03 | 21,4 | 15 | 17,4 | 18 | 18,0 |
| Secondaire | 04 | 28,6 | 28 | 32,6 | 32 | 32,0 |
| Supérieur | 07 | 50,0 | 43 | 50,0 | 50 | 50,0 |
| Total | 14 | 100,0 | 86 | 100,0 | 100 | 100,0 |
| Valeur p | = | | | 0,92 | | |

### 3.2.6. Prévalence du syndrome selon l'activité socio-professionnelle.

Tableau VIII : Répartition du syndrome métabolique en fonction de l'activité socioprofessionnelle

|  | Syndrome métabolique | | | | | |
|---|---|---|---|---|---|---|
|  | Présence | | Absence | | Total | |
|  | N | % | N | % | N | % |
| Fonctionnaire | 07 | 50,0 | 47 | 54,7 | 54 | 54,0 |
| Elèves/Etudiants | 01 | 7,1 | 17 | 19,8 | 18 | 18,0 |
| Commerçants | 04 | 28,6 | 08 | 9,3 | 12 | 12,0 |
| Ménagères et autres | 02 | 14,3 | 14 | 16,3 | 16 | 16,0 |
| Total | 14 | 100,0 | 86 | 100,0 | 100 | 100,0 |
| Valeur $p$ | = | | | 0,18 | | |

## 3.3. MODIFICATIONS PANCREATIQUES SUIVANT LE NIVEAU DE GRAISSE CORPORELLE

### 3.3.1. L'obésité androïde

Tableau IX Répartition du syndrome métabolique selon l'obésité androïde

|  |  | Syndrome métabolique | | | | | |
|---|---|---|---|---|---|---|---|
|  |  | Présence | | Absence | | Total | |
|  |  | N | % | N | % | N | % |
| Obésité androïde | Présence | 13 | 22,4 | 45 | 77,6 | 58 | 100,0 |
|  | Absence | 01 | 2,4 | 41 | 97,6 | 42 | 100,0 |
| Total |  | 14 | 14,0 | 86 | 86,0 | 100 | 100,0 |
| Valeur $p$ |  | = | | | 0, 00 | | |

### 3.3.2. L'obésité gynoïde

Tableau X : Répartition du syndrome métabolique selon l'obésité gynoïde

|  |  | Syndrome métabolique | | | | | |
|---|---|---|---|---|---|---|---|
|  |  | Présence | | Absence | | Total | |
|  |  | N | % | N | % | N | % |
| Obésité gynoïde | Présence | 01 | 2,4 | 41 | 97,6 | 42 | 100,0 |
|  | Absence | 13 | 22,4 | 45 | 77,6 | 58 | 100,0 |
| Total |  | 14 | 14,0 | 86 | 86,0 | 100 | 100,0 |
| Valeur $p$ | = | 0,00 | | | | | |

## 3.4. MODIFICATIONS ECHOGRAPHIQUES DU PANCREAS SUIVANT L'IMC

### 3.4.1. Relation entre IMC et biométrie du pancréas

Pour tous les individus, le pancréas présente une tête et un corps de volume normal.

Tableau XI : Répartition des patients selon la taille de la queue du pancréas en fonction des groupes d'IMC

|  | Taille de la queue du pancréas | | | | | |
|---|---|---|---|---|---|---|
|  | Normal | | Augmenté | | Total | |
|  | N | % | N | % | N | % |
| IMC Normal | 27 | 31,4 | 05 | 35,7 | 32 | 32,0 |
| Surpoids | 32 | 37,2 | 02 | 14,3 | 34 | 34,0 |
| Obésité | 27 | 31,4 | 07 | 50,0 | 34 | 34,0 |
| Total | 86 | 100,0 | 14 | 100,0 | 100 | 100,0 |
| Valeur $p$ | = | | 0,20 | | | |

### 3.4.2. Relation entre l'IMC et aspect échographique du pancréas

Tableau XII : Répartition des patients selon l'échostructure du pancréas en fonction des groupes d'IMC

|  | Echostructure du pancréas | | | | | |
|---|---|---|---|---|---|---|
|  | Normal | | Hyperéchogène | | Total | |
|  | N | % | N | % | N | % |
| IMC Normal | 28 | 48,3 | 04 | 9,5 | 32 | 32,0 |
| Surpoids | 17 | 29,3 | 17 | 40,5 | 34 | 34,0 |
| Obésité | 13 | 22,4 | 21 | 50,0 | 34 | 34,0 |
| Total | 58 | 100,0 | 42 | 100,0 | 100 | 100,0 |
| Valeur p | = | | | 0,00 | | |

## 3.5. MODIFICATIONS PANCREATIQUES EN RELATION AVEC LES DONNEES BIOLOGIQUES (GLYCEMIE, PRESSION ARTERIELLE) ET NUTRITIONNELLES.

### 3.5.1. Prévalence du pancréas hyperéchogène selon la glycémie

Tableau XIII : Répartition des patients selon l'échostructure du pancréas en fonction de la glycémie

|  | Echostructure du pancréas | | | | | |
|---|---|---|---|---|---|---|
|  | Normale | | Hyperéchogène | | Total | |
|  | N | % | N | % | N | % |
| Hypoglycémie | 10 | 76,9 | 03 | 23,1 | 13 | 100,0 |
| Normal | 39 | 61,9 | 24 | 38,1 | 63 | 100,0 |
| Hyperglycémie | 09 | 37,5 | 15 | 62,5 | 24 | 100,0 |
| Total | 58 | 58,0 | 42 | 42,0 | 100 | 100,0 |
| Valeur p | = | | | 0,04 | | |

## 3.5.2. Prévalence du pancréas hyperéchogène et tension artérielle

Tableau XIV : Répartition des patients selon l'échostructure du pancréas en fonction de la PA

|  | Echostructure du pancréas | | | | | |
|---|---|---|---|---|---|---|
|  | Normale | | Hyperéchogène | | Total | |
|  | N | % | N | % | N | % |
| Tension normale | 55 | 67,1 | 27 | 32,9 | 82 | 100,0 |
| Hypertension | 03 | 16,7 | 15 | 83,3 | 18 | 100,0 |
| Total | 58 | 58,0 | 42 | 42,0 | 100 | 100,0 |
| Valeur *p* | = | | | 0,00 | | |

### 3.5.3. Fréquence de consommation des aliments et prévalence de la stéatose pancréatique

*3.5.3.1. Fréquence de consommation de la pâte de maïs, de la bouillie de maïs et prévalence de pancréas hyperéchogène*

Tableau XV : Répartition des patients selon l'échostructure du pancréas en fonction de la fréquence de consommation de la pâte et bouillie de maïs

|  |  | \multicolumn{6}{c}{Echostructure du pancréas} |
|---|---|---|---|---|---|---|---|
|  |  | Normale | | Hyperéchogène | | Total | |
|  |  | N | % | N | % | N | % |
| Pâte | < 14/semaine | 09 | 45,0 | 11 | 55,0 | 20 | 100,0 |
|  | 14≥ et <21/semaine | 20 | 60,6 | 13 | 39,4 | 33 | 100,0 |
|  | ≥ 21/semaine | 29 | 61,7 | 18 | 38,3 | 47 | 100,0 |
| Total |  | 69 | 100,0 | 31 | 100,0 | 100 | 100,0 |
| Valeur *p* |  | = | | 0,41 | | | |
| Bouillie | < 14/semaine | 01 | 1,7 | 07 | 16,7 | 08 | 8,0 |
|  | 14≥ et <21/semaine | 08 | 13,8 | 08 | 19,0 | 16 | 16,0 |
|  | ≥ 21/semaine | 49 | 84,5 | 27 | 64,3 | 76 | 76,0 |
| Total |  | 58 | 100,0 | 42 | 100,0 | 100 | 100,0 |
| Valeur *p* |  | = | | 0, 01 | | | |

### 3.5.3.2. Fréquence de consommation des huiles, des tubercules et prévalence de pancréas hyperéchogène

Tableau XVI: Répartition des patients selon l'échostructure du pancréas en fonction de la fréquence de consommation des huiles et des tubercules

|  |  | \multicolumn{2}{c}{Normale} | \multicolumn{2}{c}{Hyperéchogène} | \multicolumn{2}{c}{Total} |
|---|---|---|---|---|---|---|---|
|  |  | N | % | N | % | N | % |
| Huiles | Grande | 01 | 1,7 | 01 | 2,4 | 02 | 02,0 |
|  | Modérée | 14 | 24,1 | 09 | 21,4 | 23 | 23,0 |
|  | Faible | 43 | 74,1 | 32 | 76,2 | 75 | 75,0 |
| Total |  | 32 | 100,0 | 25 | 100,0 | 57 | 100,0 |
| Valeur p | = |  |  | 0,93 |  |  |  |
| Tubercules | Grande | 07 | 12,1 | 05 | 11,9 | 12 | 12,0 |
|  | Modérée | 19 | 32,8 | 18 | 42,9 | 37 | 37,0 |
|  | Faible | 32 | 55,2 | 19 | 45,2 | 51 | 51,0 |
| Total |  | 58 | 100,0 | 42 | 100,0 | 100 | 100,0 |
| Valeur p | = |  |  | 0, 56 |  |  |  |

(En-tête: Echostructure du pancréas)

### 3.5.3.3. Fréquence de consommation des boites de conserve et prévalence de pancréas hyperéchogène

Tableau XVII : Répartition des patients selon l'échostructure du pancréas en fonction de la fréquence de consommation des boites de conserve

|  |  | Echostructure du pancréas | | | | | |
|---|---|---|---|---|---|---|---|
|  |  | Normale | | Hyperéchogène | | Total | |
|  |  | N | % | N | % | N | % |
| Sardine | Grande | 50 | 86,2 | 37 | 88,1 | 87 | 87,0 |
|  | Modérée | 05 | 8,6 | 03 | 7,1 | 08 | 8,0 |
|  | Faible | 03 | 5,2 | 02 | 4,8 | 05 | 5,0 |
| Total |  | 58 | 100,0 | 42 | 100,0 | 100 | 100,0 |
| Valeur p |  | = | | | 0,95 | | |
| Tomate | Grande | 48 | 82,8 | 35 | 83,4 | 83 | 83,0 |
|  | Modérée | 05 | 08,6 | 04 | 09,5 | 09 | 09,0 |
|  | Faible | 05 | 08,6 | 03 | 07,1 | 08 | 08,0 |
| Total |  | 58 | 100,0 | 42 | 100,0 | 100 | 100,0 |
| Valeur p |  | = | | | 0,95 | | |

*3.5.3.4. Fréquence de consommation des produits laitiers, de la sucrerie et prévalence de pancréas hyperéchogène*

<u>Tableau XVIII</u>: Répartition des patients selon l'échostructure du pancréas en fonction de la fréquence de consommation des produits laitiers et de la sucrerie

| | | | Echostructure du pancréas | | | | | |
|---|---|---|---|---|---|---|---|---|
| | | | Normale | | Hyperéchogène | | Total | |
| | | | N | % | N | % | N | % |
| **Produits laitiers** | Grande | | 05 | 8,6 | 06 | 14,3 | 11 | 11,0 |
| | Modérée | | 17 | 29,3 | 11 | 26,2 | 28 | 28,0 |
| | Faible | | 36 | 62,1 | 25 | 59,5 | 61 | 61,0 |
| Total | | | 58 | 100,0 | 42 | 100,0 | 100 | 100,0 |
| Valeur *p* | | = | | | 0,66 | | | |
| **Sucrerie** | Grande | | 04 | 8,9 | 07 | 21,9 | 11 | 14,3 |
| | Modérée | | 41 | 91, | 25 | 78,1 | 66 | 85,7 |
| Total | | | 45 | 100,0 | 32 | 100,0 | 77 | 100,0 |
| Valeur *p* | | = | | | 0,10 | | | |

### 3.5.3.6. Fréquence de consommation des légumes, des fruits et prévalence de pancréas hyperéchogène

Tableau XIX : Répartition des patients selon l'échostructure du pancréas en fonction de la fréquence de consommation des légumes et fruits

|  |  | Echostructure du pancréas | | | | | |
|---|---|---|---|---|---|---|---|
|  |  | Normale | | Hyperchogène | | Total | |
|  |  | N | % | N | % | N | % |
| Légumes | Grande | 16 | 27,6 | 11 | 26,2 | 27 | 27,0 |
|  | Modérée | 28 | 48,3 | 15 | 35,7 | 43 | 43,0 |
|  | Faible | 14 | 24,1 | 16 | 38,1 | 30 | 30,0 |
| Total |  | 58 | 100,0 | 42 | 100,0 | 100 | 100,0 |
| Valeur p |  | = | | 0,28 | | | |
| Fruits | Grande | 08 | 13,8 | 05 | 11,9 | 13 | 13,0 |
|  | Modérée | 16 | 27,6 | 13 | 31,0 | 29 | 29,0 |
|  | Faible | 34 | 58,6 | 24 | 57,1 | 58 | 58,0 |
| Total |  | 58 | 100,0 | 42 | 100,0 | 100 | 100,0 |
| Valeur p |  | = | | 0,34 | | | |

### 3.5.3.8. Fréquence de consommation d'infusion, de la confiserie et prévalence de pancréas hyperéchogène

Tableau XX : Répartition des patients souffrant du pancréas hyperéchogène selon leur fréquence de consommation d'infusion et de la confiserie

| | | Echostructure du pancréas | | | | | |
|---|---|---|---|---|---|---|---|
| | | Normale | | Hyperéchogène | | Total | |
| | | N | % | N | % | N | % |
| Infusion | Grande | 39 | 67,2 | 21 | 50,0 | 60 | 60,0 |
| | Modérée | 11 | 19,0 | 13 | 31,0 | 24 | 24,0 |
| | Faible | 08 | 13,8 | 08 | 19,0 | 16 | 16,0 |
| Total | | 58 | 100,0 | 42 | 100,0 | 100 | 100,0 |
| Valeur p | | = | | 0,21 | | | |
| Confiserie | Grande | 25 | 43,1 | 24 | 57,1 | 49 | 49,0 |
| | Modérée | 16 | 27,6 | 10 | 23,8 | 26 | 26,0 |
| | Faible | 17 | 29,3 | 08 | 19,0 | 25 | 25,0 |
| Total | | 58 | 100,0 | 42 | 100,0 | 100 | 100,0 |
| Valeur p | | = | | 0,34 | | | |

Tableau XXI : Tableau récapitulatif des comparaisons

| Syndrome métabolique | Paramètre 1 | Paramètre 2 | Valeur p |
|---|---|---|---|
| SM | 25 – 54 ans | 55 ans et plus | 0,00 |
| SM | IMC normal | IMC surpoids | 0,04 |
| SM | IMC normal | IMC obèse | 0,04 |
| SM | Présence d'obésité androïde | Absence d'obésité androïde | 0,00 |
| SM | Présence d'obésité gynoïde | Absence d'obésité gynoïde | 0,00 |
| Pancréas hyperéchogène | IMC normal | IMC surpoids | 0,00 |
| PH | IMC normal | IMC obèse | 0,00 |
| PH | Présence du diabète | Absence du diabète | 0,04 |
| PH | Présence de HTA | Absence de HTA | 0,00 |
| PH | Consommation de la bouillie de maïs < 14/semaine | Consommation de la bouillie de maïs ≥21fois/semaine | 0,01 |

# CHAPITRE IV
# DISCUSSION

## 4.1. CARACTERISTIQUES GENERALES DES PATIENTS ENQUETES

### 4.1.1. Sexe

Plus d'un patient enquêté sur deux est de sexe masculin (figure 10), ce qui donne une sex-ratio de 1,04 en faveur des hommes. Ces résultats ne sont pas semblables à ceux retrouvés par Woong et al. (2007) [56] (1,78 de sex-ratio en faveur des femmes). La différence entre ces sex-ratios s'expliquerait par la non inclusion dans l'échantillon de cette étude, des femmes enceintes.

### 4.1.2. Age

La répartition de l'échantillon selon l'âge indique que les patients âgés de 25 à 34 ans étaient les plus représentés avec 41% suivis des patients de la tranche de 55 ans et plus avec 21% (tableau I). La moyenne d'âges est de 41,07 avec un écart-type de 12,99 ans. L'âge minimum est de 25 ans et l'âge maximum est de 80 ans. Selon les résultats du Recensement Général de la Population III, la classe des personnes ayant entre 25 et 34 ans compte plus d'effectif que les autres classes. Ces résultats sont donc proches. Woong et al. (2007) [56] ont trouvé que leur âge moyen était de 52,1 ± 12,2 ans. Traoré (2008) dans son étude au Mali a trouvé que le tiers des patients avait un âge compris entre 50 et 60 ans [57]. Dans son étude l'âge moyen des patients était de 52 ans et l'écart-type était de 10,42

### 4.1.3. Activité socio-professionnelle

Au moins un patient sur deux (54%) est fonctionnaire (tableau II). Il y a plus de fonctionnaires certainement l'information sur la solution à un problème de santé chez l'un est vite répercutée chez l'autre et de proche en proche la solution sur le même site.

## 4.2. PREVALENCE DU SYNDROME METABOLIQUE

Le syndrome métabolique se rapportant à 3 des 5 critères de la Fédération Internationale du Diabète (FID) touche 14% des patients (figure 10).

Cette prévalence du syndrome métabolique est inférieure à celle retrouvée par Coste (2006) [55] qui a observé 20,9% des patients âgés de 30 à 64 ans sur un total de 110 patients qui présentaient un syndrome métabolique, cela pourra s'expliquer par l'utilisation par cet auteur de la définition du syndrome métabolique selon les critères du **NCEP-ATP III**. La relation établie entre ce même syndrome et l'âge permet de conclure que plus l'âge augmente plus la prévalence du syndrome métabolique est élevée. Il est présent à 2,4% chez les sujets âgés de 25 à 34 ans, à 10,0% chez les sujets âgés de 35 à 44 ans, 16,7% chez les sujets âgés de 45 à 54 ans et 38,1% chez les sujets âgés de 55 ans et plus (p = 0,00). Ce résultat est supérieur aux 33,9% retrouvés par Azizi et al, (2001) [58] chez leurs patients.

La fréquence d'apparition du syndrome métabolique est élevée dans les âges avancés de la vie cela étant probablement en rapport avec le fait que la capacité des organes diminue avec l'âge et du coût, l'alimentation est en inadéquation avec les besoins de la vie.

Cette hypothèse est réconfortée par l'étude de Balkau et al. (2003) [2] qui révèle une augmentation de la prévalence du syndrome métabolique avec l'âge. Alexander et al (2003) [59] pour la même tranche d'âge ont retrouvé 44 % de patients ayant le syndrome métabolique. Au nombre de ceux-ci 34% souffraient d'obésité et 34% sont en surpoids.

En rapportant le syndrome métabolique à l'IMC (tableau IV), il apparait que la prévalence du syndrome métabolique augmente avec l'IMC. Il est présent à 3,1%, 14,7% et 23,5% chez les patients de poids respectivement normal, en surpoids et obèses. Ces résultats sont conformes à ceux retrouvés aux Etats-Unis, par Park et al, 2003 [63] qui stipule le syndrome métabolique, suivant les critères de diagnostic définis par l'« Adult Treatment Panel » (ATP) III, augmente avec l'indice de masse corporel (IMC). Il est présent à 4,6%, 22,4% et 59,6% chez des hommes de poids respectivement normal, en surpoids et obèses.

Dans l'étude, les hommes sont les plus touchés par le syndrome métabolique avec 63,3%. L'étude de Balkau et al. (2003) [2] retrouve une prévalence du syndrome métabolique de 16% chez l'homme contre 11% chez la femme. Cette différence de prévalence pourrait s'expliquer par la très grande taille de leur échantillon. Quant à Traoré (2008) [57], elle retrouve dans son étude que les femmes sont les plus touchées avec un taux de prévalence de 73,3%.

Il y a plus de personnes présentant l'obésité androïde (22,4 %) souffrant du syndrome métabolique que de personnes sans l'obésité androïde (2,4%) souffrant du syndrome métabolique (p = 0,00) (tableau IX) . Il y a plus de personnes non obèses gynoïdes (22,4%) souffrant du syndrome métabolique que personnes obèses gynoïdes (2,4%) souffrant du syndrome métabolique (p = 0,00) (tableau X).

## 4.4. MODIFICATIONS ECHOGRAPHIQUES DU PANCREAS SUIVANT L'IMC

Pour tous les individus, le pancréas présente une tête et un corps de taille normale. Il existe 50,0% au sein des obèses et 14,3% au sein des surpoids ayant la taille de la queue du pancréas augmentée. Cette différence n'est pas statistiquement significative (p = 0,20) (tableau XI).

Il y a plus de personnes obèses à pancréas hyperéchogène que de personnes non obèses à pancréas hyperéchogène car plus l'IMC augmente plus on court de risque d'avoir un pancréas hyperéchogène. Il est présent 9,5 % chez les sujets d'IMC normal, 40,5% chez les sujets en surpoids et 50,0% chez les sujets obèses (p = 0.00) (tableau XII). Woong et *al.* (2007) [56] ont trouvé dans leur étude que l'IMC est associé au également pancréas hyperéchogène (p = 0,05).

## 4.5. MODIFICATIONS PANCREATIQUES EN RELATION AVEC LES DONNEES BIOLOGIQUES (GLYCEMIE, PRESSION ARTERIELLE) ET NUTRITIONNELLES.

### 4.5.1. Prévalence du pancréas hyperéchogène selon la glycémie

Dans cette recherche, 24% des patients avaient une hyperglycémie (tableau XIII). Ce résultat est inférieur à celui de Traoré (2008) [57] soit 90% dans son échantillon. Le pancréas hyperéchogène est plus représenté dans le groupe des diabétiques soit 62,5% que dans les groupe des non-diabétiques soit 38,1% dans cette étude. La différence est statistiquement significative, (p = 0,04) (tableau XIII). Les diabétiques courent 1,64 fois plus de risque d'avoir un pancréas hyperéchogène que les non-diabétiques. Woong et al. (2007) [56] confirment ces résultats dans leur étude en trouvant que le diabète est associé à un pancréas hyperéchogène

### 4.5.2. Prévalence du pancréas hyperéchogène selon la tension artérielle

Le pancréas hyperéchogène semble plus être représenté dans le groupe des hypertendus (83,3 %) que dans le groupe des personnes à tension normale (32,9%), (p = 0,00) (tableau XIV).
Ces résultats sont proches de ceux retrouvés par Woong et al. (2007) [56] dont leur étude démontre que l'hypertension est positivement associée avec pancréas hyperéchogène (p = 0,04).

### 4.5.3. Fréquence de consommation des aliments et prévalence du pancréas hyperéchogène

Il y a autant des personnes à pancréas hyperéchogène 55,0% qui consomment la pâte de maïs moins de 14 fois par semaine, que de personnes à pancréas hyperéchogène 39,4% qui consomment la pâte de maïs entre 14 et 21 fois par semaine et 38,3% qui consomment la pâte de maïs plus de 21 fois par semaine, (p = 0,41) (tableau XV). Il existe une différence significative entre ceux qui consomment la bouillie de maïs moins de 14 fois par semaine (16,7%), entre 14 et 21 fois par semaine (19,0%) et 21 fois par semaine (38,3%) et présentent un pancréas hyperéchogène. (p = 0,01).

Dans l'étude, 76,2% de ceux qui consomment les huiles de façon faible souffrent d'un pancréas hyperéchogène contre 2,4% de personnes qui ont une grande consommation des huiles. La différence n'est pas statistiquement significative, (p = 0,93) (tableau XVI). De même, il n'y a pas de différence entre les personnes qui ont une faible consommation des tubercules et ont également d'un pancréas hyperéchogène 45,2 % contre 11,9% des personnes qui ont une grande consommation des tubercules et ont un pancréas hyperéchogène, (p = 0,56) (tableau XVI). Ceux qui ont une grande consommation des boîtes de conserve ont tendance à avoir un pancréas hyperéchogène que ceux qui ont une faible consommation soit respectivement 88,1% et 83,4% chez les grands consommateurs de la sardine et de la tomate contre 4,8% et 7,1% chez les petits consommateurs. Il n'existe pas de différence statistiquement significative entre ces données soit (p = 0,95) (tableau XVII). Parmi les personnes à pancréas hyperéchogène, 59,5% sont des petits consommateurs des produits laitiers contre 26,2% des moyens consommateurs des produits laitiers (lait en poudre, lait liquide, lait concentré sucré, yaourt, warangashi) et 14,3% de grands consommateurs des produits laitiers. Pas de différence significative, (p = 0,66). Il n'y pas de différence entre les consommateurs moyens de la sucrerie à pancréas hyperéchogène 78,1% et les grands consommateurs de la sucrerie 21,9%, (p = 0,10) (tableau XVIII).

Dans l'étude, il n'y pas de différence entre les personnes souffrant d'un pancréas hyperéchogène qui consomment les légumes, en grande fréquence 26,2%, en moyenne fréquence 35,7% et en faible fréquence 38,1%, (p = 0,28) (tableau XIX).
Il n'y a pas de différence entre les personnes qui ont un pancréas hyperéchogène qui consomment les fruits, en grande fréquence 11,9%, en moyenne fréquence 31,0% et en faible fréquence 57,1%, (p = 0,28) (tableau XIX).

Il n'existe pas une différence statistiquement significative entre les patients qui ont un pancréas hyperéchogène qui consomment l'infusion (thé, citronnelle, café) en grande fréquence (50,0%), en moyenne fréquence (31,0%) et en faible fréquence (19,0%), (p = 0,21) (tableau XX).

Il n'existe pas également une différence statistiquement significative entre les patients souffrant d'un pancréas hyperéchogène qui consomment la confiserie en grande fréquence (57,1%), en moyenne fréquence (23,8%) et en faible fréquence (19,0%), (p = 0,34) (tableau XX)

# CONCLUSION ET SUGGESTIONS

## CONCLUSION

Cette étude épidémiologique descriptive prospective et transversale réalisée dans le but d'établir une relation entre l'état anthropométrique, le mode alimentaire et la prévalence du pancréas hyperéchogène chez le Béninois adulte âgé de 25 ans et plus à Cotonou a révélé que la prévalence du syndrome métabolique dans la population d'étude est de 14%. Treize obèses androïdes personnes et une personne obèse gynoïde soit respectivement 22,4% et 2,4% souffrent du syndrome métabolique. Le pancréas hyperéchogène est retrouvé chez 40,5% des personnes en surpoids et chez 50,0 % des obèses. De même, le pancréas hyperéchogène est retrouvé chez 62,5% des personnes diabétiques et chez 83.3% des personnes hypertendues. Les personnes qui consomment de la bouillie de maïs plus de trois fois par jour courent 1,8 fois plus de risque de développer un pancréas hyperéchogène.

L'échographie du pancréas reste une exploration paraclinique pour le diagnostic et le suivi des complications du syndrome métabolique. Etant relativement accessible géographiquement et financièrement en comparaison à l'accessibilité géographique et financière par rapport aux autres techniques d'Imagerie Médicale dans le pays, elle peut être intégrée systématiquement dans la prise en charge des patients souffrant du syndrome métabolique, car les victimes du syndrome métabolique peuvent développer des complications de la maladie à long terme.

Vu la prévalence élevée du pancréas hyperéchogène dans cette étude, il serait souhaitable une étude d'envergure nationale pour apprécier l'importance réelle du phénomène au sein de la population. Toutefois, les résultats de l'actuelle recherche amène aux suggestions formulées dans les lignes qui suivent.

# SUGGESTIONS

Au terme de notre étude, nos recommandations sont les suivantes :

## Aux Décideurs

** Sensibiliser la population par l'Information Education et la Communication sur les facteurs de risque liés au style de vie qui sont associés au syndrome métabolique notamment la consommation d'aliments riches en calories, de boissons sucrées, de boissons alcoolisées.

** Renforcer les stratégies nationales d'éducation à la santé (Programme d'éducation audiovisuelle etc....)

** Impliquer la famille et les écoles en mettant en œuvre des initiatives comme l'éducation physique obligatoire, l'offre de repas équilibrés et de boissons allégées en sucres dans les cantines scolaires.

** Former le personnel médical pour la prise en charge des risques et conséquences liés à l'obésité.

## Aux Médecins

** Devant toute suspicion de personnes à risque, exiger une échostructure de son pancréas

** Dépister précocement les malades en mesurant le tour de taille et en calculant l'IMC lors de l'examen clinique.

## A la population

**   Accepter de pratiquer l'échographie aux enfants ou à vous-même dès que prescrite

**   Eviter l'apparition du surpoids et de l'obésité chez les jeunes enfants.

**   Adopter un style de vie sain en pratiquant de l'exercice physique et en réduisant le poids corporel.

# REFERENCES

[1] **REAVEN G. (2003)**
The Insulin resistance syndrome. Current Atherosclerosis Reports; New York: Raven Press, 1988:1-3. 32. Paul WE 5: 364-71.

[2] **BALKAU B, VERNAY M, MHAMDI L, NOVAK M, ARONDEL D, VOL S. et al. (2003)**
The incidence and persistence of the NCEP (National cholesterol education programm) metabolic syndrome. The French D.E.S.I.R Study. Diabetes Metab.; 29:526-532.

[3] **GAMILA S, DALLONGEVILLE J. (2003)**
Epidémiologie du syndrome métabolique en France.
Med Nutr; 39 :89-94.

[4] **FORD E, GILES WH, DIETZ WH. (2002)**
Prevalence of the metabolic syndrome among US adults: finding from the Third National Health and Nutrition Examination Survey. JAMA; 287: 356-359.

[5] **ALBERTI KG, ZIMMET PG, SHAW JE. (2005)**
IDF Epidemiology Task Force Consensus Group. The metabolic syndrome - a new worldwide definition. Lancet; 366: 1059-1062.

[6] **JULIANA C. (Mai 2006)**
Le syndrome métabolique : une perspective asiatique. Diabete Voice ,Volume 51 : 18-20.

[7] **DEEPA M, FAROOQ S, DATTA M, DEEPA R, MOHAN V. (2006)**
Prevalence of metabolic syndrome using WHO, ATPIII and IDF definitions in Asians Indians: the Chennai Urban Rural Epidemiology Study (CURES-34). Diabetes Metab Res, Rev (in press)

[8] **HU G, QIAO Q. (2004)**
Prevalence of the metabolic syndrom and its relation all-caused and cardiovascular mortality in nondiabetic European men and women Arch Intern Med; 164(10):1066-76.

[9] **ANDREELLI F, JACQUIER D. (2006)**
Le Syndrome métabolique chez la femme. Angeiologie; Indiens d'Asie 58:15 –17.

[10] **GINSBERG HN, STALENHOEF AF. (2003)**
The metabolic syndrome: targeting dyslipidaemia to reduce coronary risk. J Cardiovasc Risk; 10:121-128.

[11] SITE DE L'OBÉSITÉ: STATISTIQUES
http://perso.wanadoo.fr/obesité/perso-23917.htm
consulté le 13 Février 2012

[12] STANDL E. (2005)
Aetiology and consequences of the metabolic syndrome. European Heart Journal; 7(suppl): D10-13.

[13] VAGUE J. (1956)
The degree of masculine differentiation of obesities, a factor determining predisposition to diabetes, atherosclerosis gont and uric calculous disease. Am J Clin Nutr; 4:20-34.

[14] REAVEN GM. (1995)
Pathophysiology of insulin resistance in human disease. Physiological Reviews; 75: 473-486.

[15] FRACESCHINI G. (2001)
Epidemiologic evidence for high density lipoprotein cholesterol as a risk factor for coronary artery disease. Am J Cardiol; 88: 9N- 13N.

[16] KLEIN S, FONTANA L, YOUNG VL, COGGAN AR, KILO C, PATTERSON BW. et *al.* (2004)
Absence of an effect of liposuccion on insulin action and risk factors for coronary heart disease. N Engl J Med; 350:2549-57.

[17] BLACKBURN GL. September 18, 2002.
The obesity Epidemic: Prevention and Treatment of the Metabolic Syndrome

CME.http://www.womenshealthsection.com/content/gyn/gyn009.php3
Consulté le 20 Septembre 2012

[18] **BOUILLIE J. et *al.* (1988)**
Pathologie médicale et pratique infirmière.
Molinier tome 2. Edition Doin Paris. pp. 295 – 438

[19] **ASSOGBA MS. (2005)**
Etat anthropométrique, mode alimentaire et prévalence de l'hypertension artérielle chez l'adulte de 25 à 45 ans dans le littoral. Thèse doct. FSS. Cotonou, Bénin, p. 28 – 38

[20] **FORTIN MF. (1996)**
Le processus de la recherche. Montréal : Décarie Éditeur Inc. p. 51.

[21] **GIBSON SR. (1993)**
Nutritional Assessment. A Laboratory Manuel. New York : Oxford University Press. 32–4

[22] **WANNAMETHEE G. (2008)**
Mesurer le tour de taille et celui du biceps serait plus efficace que l'indice de masse corporelle.
American Journal of Clinical Nutrition, Jun; 18(6): 432 - 3.

[23] **INSAE (2002)**
Recensement Général de la Population Humaine III.

[24] **OMS, International Obesity Task Force (1998)**
Classification de l'état nutritionnel chez l'adulte en fonction de l'indice de masse corporelle (IMC).

http://www.alyabbara.com/echographie/biometrie/scores/classifications%20_malnutritions.ht, consulté le 27 Août 2011.

[25] **BONNIN A, BROUSSOULOUX C, CONVARD JP, LEGMANN P, SEGUIN G, BLERY M. Octobre 2004**

Imagerie Médicale : Echographie ; Masson Editeur, 3è Edition ; 21, rue camelle-Dessmoulins, 92789 Issy-ces-Moulineaux Cedex 09 ; 297 :77-8

[26] **KAMINA P. (2004)**

Précis d'anatomie clinique ; Tome III ; Edition Maloine 27, rue de l'école-de-médecine – 75006 PARIS ; 347 : 317 – 25.

[27] **JOUVE P. (1993)**

Manuel d'ultrasonologie générale de l'adulte ; Edition MASSON, Paris Barcelone Milan bonn. 383 : 73 – 7.

[28] **CAMERON A, BOYKO EJ, SICREE RA, ZIMMET, PZ, SODERBERG S, ALBERTI KG. et al. (2008)**

Central obesity as a precursor to the metabolic syndrome in the AusDiab study and Mauritius. Obesity (Silver Spring) 16, 2707-2716.

[29] **CARR D, UTZSCHNEIDER KM, HULL RL, KODAMA K, RETZLAFF BM, BRUNZELL JD, SHOFER et al. (2004)**

Intra-abdominal fat is a major determinant of the National Cholesterol Education Program Adult Treatment Panel III criteria for the metabolic syndrome. Diabetes 53, 2087- 94.

[30] **SUTHERLAND JP, MCKINLEY B, ECKEL RH. (2004)**

The metabolic syndrome and inflammation. Metab Syndr Relat Disord 2, 82-104.

[31] **TRAYHURN P, WOOD I. (2004)**
Adipokines: inflammation and the pleiotropic role of white adipose tissue. Br J Nutr 92, 347-55.

[32] **DE FERRANTI S, MOZAFFARIAN D. (2008)**
The perfect storm: obesity, adipocyte dysfunction, and metabolic consequences. Clin Chem 54, 945 - 55.

[33] **SALTIEL AR, KAHN CR. (2001)**
Insulin signalling and the regulation of glucose and lipid metabolism. Nature 414, 799-806.

[34] **RIEUSSET J, BOUZAKRI K, CHEVILLOTTE E, RICARD N, JACQUET D, BASTARD JP, LAVILLE M, VIDAL H. (2004)**
Suppressor of cytokine signaling 3 expression and insulin resistance in skeletal muscle of obese and type 2 diabetic patients. Diabetes 53, 2232- 41.

[35] **ZHAO F, KEATING AF. (2007)**
Functional properties and genomics of glucose transporters. Curr Genomics 8, 113- 28.

[36] **MANGANIELLO V. (1991)**
Molecular mechanisms involved in the antilipolytic action of insulin: phosphorylation and activation of a particulate adipocyte Camp phosphodiesterase. Adv Exp Med Biol 293, 239- 48.

[37] BOGARDUS C. (1989)
Distribution of in vivo insulin action in Pima Indians as mixture of three normal distributions. Diabetes 38, 1423- 32.

[38] PERSEGHIN G, PRICE TB, PETERSEN KF, RODEN M, CLINE, GW, GEROW K, ROTHMAN DL, SHULMAN GI. (1996)
Increased glucose transportphosphorylation and muscle glycogen synthesis after exercise training in insulinresistant subjects. Med 335, 1357- 62.

[39] BJORNTORP P, BERGMAN H, VARNAUSKAS E. (1969)
Plasma free fatty acidturnover rate in obesity. Acta Med Scand 185, 351- 6.

[40] BODEN G, CHEN X, RUIZ J, WHITE JV, ROSSETTI L. (1994)
Mechanisms of fatty acid-induced inhibition of glucose uptake. J Clin Invest 93, 2438- 46.

[41] SANTOMAURO A, BODEN G, SILVA ME, ROCHA DM, SANTOS RF, URSICH MJ, STRASSMANN PG, WAJCHENBERG BL. (1999)
Overnight lowering of free fatty acids with Acipimox improves insulin resistance and glucose tolerance in obese diabetic and nondiabetic subjects. Diabetes 48, 1836- 41.

[42] BODEN G, CHEUNG P, STEIN TP, KRESGE K, MOZZOLI M. (2002)
Cause hepatic insulin resistance by inhibiting insulin suppression of glycogenolysis. Am J Physiol Endocrinol Metab 283, E12-19.

[43] SCHAFFER JE. (2003)
Lipotoxicity: when tissues overeat. Curr Opin Lipidol USA; 14, 281- 7.

[44] **BODEN G. 2008**
Obesity and free fatty acids. Endocrinol Metab Clin North, 635- 46, viii-ix.

[45] **ARMONI M, HAREL, C, BAR-YOSEPH F, MILO S, KARNIELI E. (2005)**
Free fatty acids repress the GLUT4 gene expression in cardiac muscle via novel response elements. J Biol Chem 280, 34786- 95.

[46] **BODEN G, Homko C, MOZZOLI M, SHOWE LC, NICHOLS C, CHEUNG P. (2005)**
Thiazolidinediones upregulate fatty acid uptake and oxidation in adipose tissue of diabetic patients. Diabetes 54, 880- 5.

[47] **BYRNE M, STURIS J, POLONSKY KS. (1995)**
Insulin secretion and clearance during low-dose graded glucose infusion. Am J Physiol 268, E21-27.

[48] **CHAN D, BARRETT PH, WATTS GF. (2004)**
Lipoprotein kinetics in the metabolic syndrome: pathophysiological and therapeutic lessons from stable isotope studies. Clin Biochem Rev 25, 31-48.

[49] **FERRANNINI E, BUZZIGOLI G, BONADONNA R, GIORICO MA, OLEGGINI M, GRAZIADEI L. et al. (1987)**
Insulin resistance in essential hypertension. N Engl J Med 317, 350- 7.

[50] **GRUNDY SM, HANSEN B, SMITH SCJ, CLEEMAN JI, KAHN RA. (2004)**

Clinical management of metabolic syndrome: report of the American Heart Association/National Heart, Lung, and Blood Institute/American Diabetes Association conference on scientific issues related to management. Circulation 109, 551- 6.

[51] **LAKKA HM, LAAKSONEN, DE, LAKKA TA, NISKANEN LK., KUMPUSALO E, TUOMILEHTO J, SALONEN JT. (2002)**
The metabolic syndrome and total and cardiovascular disease mortality in middle-aged men. JAMA 288, 2709- 16.

[52] **SATTAR N, GAW A, SCHERBAKOVA O, FORD I, O'REILLY DS, HAFFNER SM. et *al*. (2003)**
Metabolic syndrome with and without C-reactive protein as a predictor of coronary heart disease and diabetes in the West of Scotland Coronary Prevention Study. Circulation 108, 414- 9.

[53] **REAVEN GM. (2005)**
Insulin resistance, the insulin resistance syndrome, and cardiovascular disease. Panminerva Med 47, 201-10.

[54] **WILSON PW, D'AGOSTINO RB, PARISE H, SULLIVAN L, MEIGS JB. (2005)**
Metabolic syndrome as a precursor of cardiovascular disease and type 2 diabetes mellitus. Circulation 112, 3066- 72.

[55] **COSTE M. 2006**
Prévalence du syndrome métabolique chez les patients de 30-64 durant un mois de consultation. Thèse de médecine Lyon ; 19.

[56] WOONG C, GWANG HK, HYUNG WK, DONG UK, GEUN AS, DO YOUN P, KIM S. (2007)
Les facteurs associés à un pancréas hyperéchogène à l'échographie endoscopique    PMC
http://www.ncbi.nlm.nih.gov/pmc/articles/PMC2937114/ consulté 27 Mars 2012

[57] TRAORE A. (2008)
Etude sur le syndrome métabolique en médecine interne du CHU du point g. thèse de l'Université de Bamako à la Faculté de Médecine de Pharmacie et d'Odontostomatologie ; 67 :37 – 55.

[58] AZIZI F, SALEHI P, ETEMADI A, ZAHEDI-ASL S. (2001)
Prevalence of metabolic syndrome in a urban population: Tehran Lipid and Glucose Study; 1ere edition Tehran: Endocrine Research Center; 143p

[59] ALEXANDER C, LANDSMAN PB, TEUTSCH SM, HAFFNER SM. (2003)
NCEP-defined metabolic syndrome, diabetes, and prevalence of coronary heart disease among NHANES III participants age 50 years and older. Diabetes.; 52:1210- 4.

[60] APPEL S, FLOYD N, NEWMAN GIGER J,WEAVER M, LUO H, HANNAH T , OVALLE F. (2005)
African American women, metabolic syndrome and National Cholesterol Education Program criteria. Nursing research; 54:339- 46.

[61] TORTORA G. 2002
Principes d'anatomie et de physiologie 3ème Ed Française;P:624- 7

[62] HOUINATO D, SEGNON AGUEH JA, DJIGBENOUDE O. (2008)
Rapport final de l'enquête STEPS au BENIN p 101 : 4

[63] PARK Y, ZHU S, PALANIAPPAN L, HESHKA, S, CARNETHON MR, HEYMSFIELD SB. (2003).
The metabolic syndrome: prevalence and associated risk factor findings in the US population from the Third National Health and Nutrition Examination
Survey, 1988-1994. Arch Intern Med 163, 427- 36.

[64] Philippe PERRUCHON (2011)
**Communication du laboratoire Han-Asiabiotech - Natura-Clairvi - SARL PERRUCHON and Co - 90 route des Alluaz - 74380 BONNE (France)**
http://natura-clairvi.fr/dossiers/syndrome-metabolique.php
consulté le 24 Juillet 201

# ANNEXES

## ANNEXE A

### FICHE DE RECUEIL DE DONNEES

Fiche n° :................................................

Formation sanitaire :........................

**I   DONNEES SOCIO-EPIDEMIOLOGIQUES**

Nom :  
Âge :  
Sexe :  

Résidence :  
Activité socio-professionnelle :  
Niveau d'instruction :  

**II   DONNEES ANTHROPOMETRIQUES**

| | | | |
|---|---|---|---|
| Poids | ..................... | Taille | ........................... |
| Tour de Taille | ..................... | Tour de Hanche | ........................... |

**III   DONNEES BIOLOGIQUES**

Glycémie   ............

Tension artérielle   Systolique   ........  
                     Diastolique   ..........

**IV   DONNEES ECHOGRAPHIQUES**

Mesures du pancréas   Tête   ............  
                       Corps   ............  
                       Queue   ..........

Echostructure du pancréas   
 Hypoéchogène ☐  
 Normal ☐  
 Hyperéchogène ☐

## ANNEXE B
## FREQUENCE DE CONSOMMATION DES ALIMENTS

| GROUPE D'ALIMENTS / ALIMENTS | FREQUENCE | | | GROUPE D'ALIMENTS / ALIMENTS | FREQUENCE | | |
|---|---|---|---|---|---|---|---|
| | N/Jr | N/Se | N/Mo | | N/Jr | N/Se | N/Mo |
| **CEREALES** | | | | **IGNAME** | | | |
| **MAÏS** | | | | Igname bouillie | | | |
| Pâte de maïs | | | | Igname frite | | | |
| Bouillie de maïs | | | | Télibo | | | |
| Akassa | | | | Igname pilée | | | |
| Mansa | | | | Ragoût d'igname | | | |
| Pâte rouge (Amiwo) | | | | **PATATE DOUCE** | | | |
| Mélange Télibo + Maïs | | | | Patate douce bouillie | | | |
| | | | | Patate douce frite | | | |
| | | | | Ragoût de patate douce | | | |
| **MIL** | | | | | | | |
| Pâte de mil | | | | **POMME DE TERRE** | | | |
| Bouillie de mil | | | | Pomme de terre frite | | | |
| | | | | Pomme de terre bouillie | | | |
| **RIZ** | | | | | | | |
| Cuit à l'eau | | | | **TARO** | | | |
| Pâte de riz | | | | Taro bouilli | | | |
| Bouillie de riz | | | | Taro frit | | | |
| Riz + haricot (Atassi) | | | | Feuille de taro (kotonbli) | | | |
| Riz au gras | | | | | | | |
| | | | | **SUCRERIES ET CONFISERIRES** | | | |
| **BLE** | | | | | | | |
| Pain salé | | | | Chocolats | | | |
| Pain sucré | | | | Bonbons | | | |
| Yovo doko | | | | Gâteaux | | | |
| Pâté | | | | Biscuits | | | |
| Atchonmon | | | | | | | |
| Macaroni / Spaghetti | | | | **FRUITS** | | | |
| | | | | Orange | | | |
| **LEGUMINEUSES** | | | | Banane | | | |
| Haricot | | | | Mandarine | | | |
| Beignet ata = Gaou | | | | Goyaves | | | |
| Voandzou | | | | Citron | | | |
| Pois d'Engol | | | | Ananas | | | |
| Cassoulet | | | | Mangue | | | |
| | | | | Pamplemousse | | | |
| **TUBERCULES** | | | | Banane plantain | | | |
| **MANIOC** | | | | Avocat | | | |
| Manioc bouilli | | | | Pomme | | | |
| Gari | | | | Papaye | | | |
| Piron | | | | | | | |
| Foufou de manioc | | | | | | | |
| Atièkè | | | | | | | |

| GROUPE D'ALIMENTS / ALIMENTS | FREQUENCE | | | GROUPE D'ALIMENTS / ALIMENTS | FREQUENCE | | |
|---|---|---|---|---|---|---|---|
| | N/Jr | N/Se | N/Mo | | N/Jr | N/Se | N/Mo |
| Azonbébé | | | | **VOLAILLES** | | | |
| Assonsron | | | | Poulet | | | |
| | | | | Pintade | | | |
| **INFUSIONS ET AUTRES** | | | | Dindon / Aileron | | | |
| Thé | | | | Canard | | | |
| Citronnelle | | | | Pigeon | | | |
| Café | | | | Perdrix | | | |
| | | | | Tourterelles | | | |
| **LEGUMES** | | | | | | | |
| Epinard d'Afrique (Gboman) | | | | **POISSONS** | | | |
| Amaranthe (So-man / Fotêtê) | | | | Daurade (cica-cica) | | | |
| Amanvivè | | | | Tilapia (carpe) | | | |
| | | | | Saumon (salmon) | | | |
| **CRINCRIN (FEUILLE DE JUTE)** | | | | Silivi | | | |
| Sauce crincrin + huile de palme | | | | Silure noire ou blanche | | | |
| Sauce crincrin simple | | | | Bar / faux bar | | | |
| | | | | Autres poissons | | | |
| **GOMBO** | | | | | | | |
| Sauce gombo + huile de palme | | | | **CRUSTACES** | | | |
| Sauce gombo simple | | | | **CRABES D'EAU DOUCE** | | | |
| Sauce gombo sec | | | | Agoglan ( Agassa) | | | |
| | | | | Crabe (Asson) | | | |
| **VIANDES** | | | | | | | |
| **MOUTON** | | | | **CREVETTES** | | | |
| Tête | | | | Crevettes fraîches | | | |
| Boyaux | | | | Crevettes fumées moulues | | | |
| Viande maigre | | | | | | | |
| | | | | **MOLLUSQUES** | | | |
| **BŒUF** | | | | Escargot (Agouin / Akuété) | | | |
| Viande maigre | | | | Huîtres | | | |
| Pattes de bœuf (Blokoto) | | | | | | | |
| Peau de bœuf (Kpaman) | | | | **NOIX ET AMANDES** | | | |
| Langue de boeuf | | | | **ARACHIDES** | | | |
| | | | | Sauce d'arachide fraîche | | | |
| **PORC** | | | | Sauce d'arachide grillée | | | |
| Boyaux | | | | Arachide grillée | | | |
| Viande maigre | | | | Arachide bouillie | | | |
| Viande grasse | | | | Gallette d'arachide (Klui-klui) | | | |
| Kpètè | | | | Nouga | | | |
| | | | | Andou (maïs + arachide grillée + sucre) | | | |
| | | | | Kokanda (arachide + caramelle de sucre) | | | |

| GROUPE D'ALIMENTS / ALIMENTS | FREQUENCE | | | GROUPE D'ALIMENTS / ALIMENTS | FREQUENCE | | |
|---|---|---|---|---|---|---|---|
| | N/Jr | N/Se | N/Mo | | N/Jr | N/Se | N/Mo |
| **AUTRES AMANDES** | | | | Lait liquide en boîte (Peak et genre) | | | |
| Coco | | | | Lait en poudre | | | |
| Noix d'Acajou grillé | | | | Yaourt | | | |
| | | | | Warangashi (Fromage de lait de vache local) | | | |
| **CESAME (GOUSSI)** | | | | | | | |
| Sauce à base de goussi | | | | **BOISSONS** | | | |
| Gâteau de goussi | | | | Eau minérale | | | |
| | | | | Eau de pompe | | | |
| **CORPS GRAS** | | | | Eau de puits | | | |
| Huile soja | | | | | | | |
| Huile de palme | | | | **SUCRERIES** | | | |
| Huile d'arachides | | | | Coca-Cola | | | |
| Huile de graine de coton | | | | Sprite | | | |
| | | | | Fanta | | | |
| Huiles importées | | | | Sport Actif | | | |
| Huile de sésame | | | | Malta | | | |
| | | | | Autres boissons gazéifiées | | | |
| **EPICES** | | | | Jus et sirop de fruits | | | |
| Oignon | | | | Tchakpalo | | | |
| Ail | | | | | | | |
| Poivre | | | | **BOISSONS ALCOOLISEES LOCALES** | | | |
| Piment | | | | | | | |
| Gingembre | | | | | | | |
| Maggy poulet | | | | Sodabi | | | |
| Moutarde | | | | Tchoukoutou | | | |
| Sel | | | | | | | |
| | | | | **INDUSTRIELLES** | | | |
| **CONSERVES** | | | | Bière | | | |
| Tomates en boîtes | | | | Martini | | | |
| Sardines en boîtes | | | | Vin rouge | | | |
| | | | | Whisky | | | |
| **PRODUITS LAITIERS** | | | | | | | |
| Lait condensé sucré en boîte | | | | | | | |

| | Petit Déjeuner | Collation | Déjeuner | Collation | Diner |
|---|---|---|---|---|---|
| LIEU | .................... | ....................... | ....................... | ....................... | ................. |
| HEURE | .................... | ....................... | ....................... | ....................... | ................. |
| MENU HABITUEL | ....................... ....................... ....................... | ....................... ....................... ....................... | ....................... ....................... ....................... | ....................... ....................... ....................... | ................. ................. ................. |

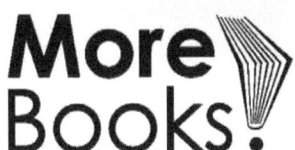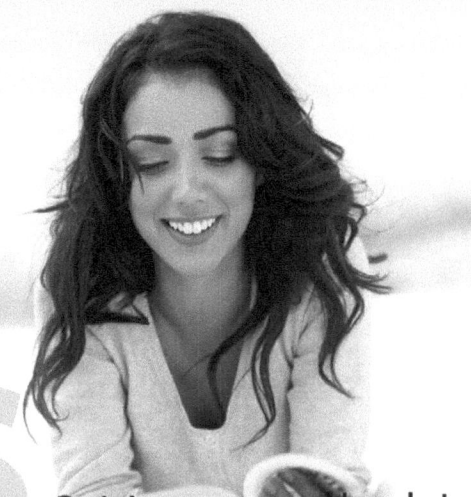

# I want morebooks!

Buy your books fast and straightforward online - at one of the world's fastest growing online book stores! Environmentally sound due to Print-on-Demand technologies.

Buy your books online at
## www.get-morebooks.com

Achetez vos livres en ligne, vite et bien, sur l'une des librairies en ligne les plus performantes au monde!
En protégeant nos ressources et notre environnement grâce à l'impression à la demande.

La librairie en ligne pour acheter plus vite
## www.morebooks.fr

OmniScriptum Marketing DEU GmbH
Heinrich-Böcking-Str. 6-8
D - 66121 Saarbrücken
Telefax: +49 681 93 81 567-9

info@omniscriptum.com
www.omniscriptum.com

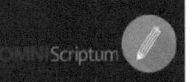

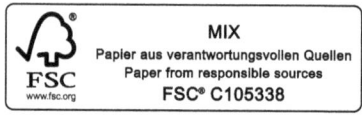

Printed by Books on Demand GmbH, Norderstedt / Germany